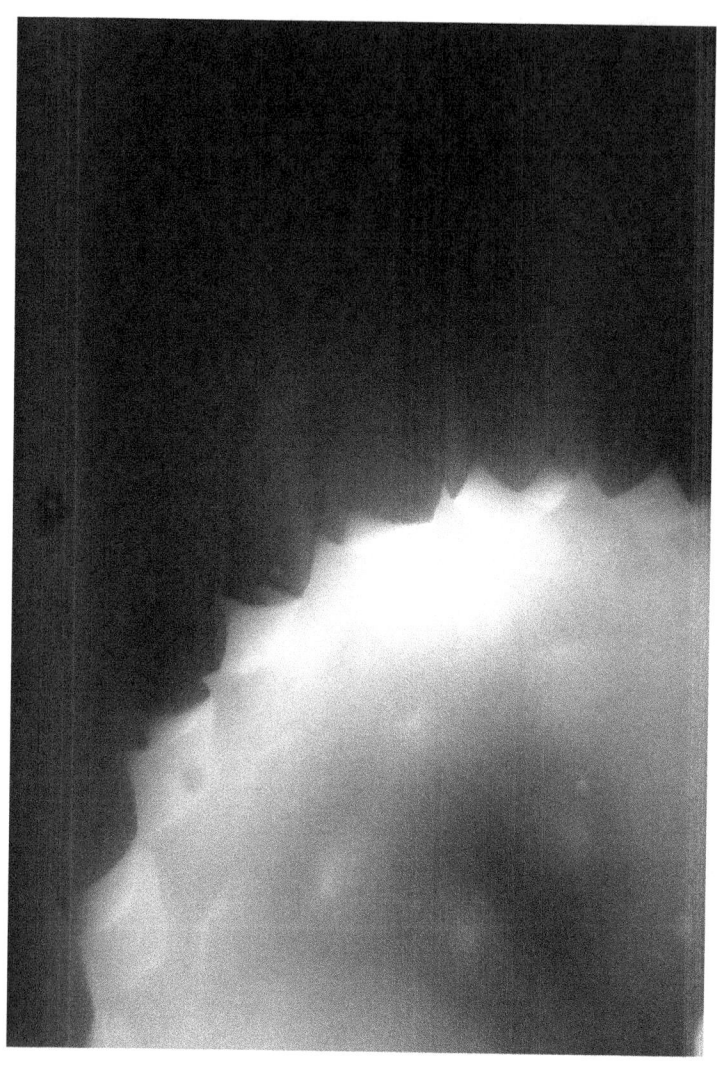

SARS-CoV: los secretos
Por Carlo Brogna

The truth about the SARS-COV-2 bacteriophage, the bacteria it interacts with, and the world of toxins.

La verdad sobre el bacteriófago SARS-CoV-2, las bacterias con las cuales interactua y sobre el mundo de las toxinas.

Las imágenes que nunca nadie ha mostrado.

Imágen de la portada:

Imágen al Sem. HV 20.00Kv, CURR 0,33Na, MAG 15000, ABERTURA 50 micron. Una parte del virus SARS-CoV-2 en una muestra fecal durante 7 días de cultivo.
Dr. C. Brogna – Craniomed Group. Todos los derechos reservados.

Autor: Carlo Brogna

- Director y Coordinador científico de la Craniomed Group-Italia.
- Doctor en Medicina y Cirugía (Universidad degli Studi di Salerno-Italia)
- Doctor en Odontología y prótesis dental (Universidad degli Studi di Chieti-Italia)
- Especializado en Ortodoncia (Universidad degli Studi di Chieti-Italia)
- Master en Gnatología y dolor oro-facial (Universidad degli Studi di Chieti-Italia)
- Continuing dental education program in oral surgery (NJDS-USA).
- Colaborador científico, en Italia, en una compañia leader en implantes dentales y biomateriales óseos (TBR-Group France).
- Experiencia en cirugía oral (Universidad "René Descartes" – Paris).

"La imaginación es más importante que el conocimiento. El conocimiento es limitado, la imaginación abraza al mundo, estimulando el progreso, haciendo nacer la evolución."

Albert Einstein – Interview by George Sylvester Viereck
The Saturday Evening Post (26 October 1929).

INDICE

Primera Parte
Prefacio — pág. 9
Método — pág. 11
Introducción — pág. 13
Experimentación — pág. 20
Análisis — pág. 29
Discusión — pág. 32

Segunda Parte

Las Toxinas — pág. 36
Las Fases Patogenèticas — pág. 54

Tercera Parte
¿Observación o descubrimiento misterioso? — pág. 61
Consideraciones — pág. 71

Cuarta Parte

Breve Glosario — pág. 76
Crítica al Mundo Científico — pág. 87
Agradecimientos — pág. 89
Datos suplementarios 1 — pág. 92
Datos suplementarios 2 — pág. 104

PRIMERA PARTE

PREFACIO

En Enero de 1610, Galileo Galilei, a través de un telescopio por él realizado, sin certificado de conformidad CE (introducido solo el 22 de julio de 1993), observó cerca del planeta Júpiter, cuatro cuerpos celestes parecidos a las estrellas.

Un trabajo nocturno, realizado fuera del horario normal académico, sin sueldo y sin seguros, el cual duró dos meses enteros y que como resultado obtuvo el descubrimiento de los "astros" Medíceos (Io, Europa, Ganímedes y Calixto), astros que noche tras noche cambiaban posición en relación a Júpiter.
Hoy en día, con el avance de la ciencia, sabemos que aquellos que el pisano describió como astros son en realidad las "lunas Galileanas" y que son 79, y no 4.
Afortunadamente Galilei no ganó el Premio Nobel y no obtuvo ni siquiera un doctorado, logrando evitar dedicar gran parte de su tiempo a preparar seminarios web y reuniones, o escribir artículos para enviarlos a revistas especializadas, con la preocupación de ser aprobados por el editor y con el doble (si no triple) árbitro. Galilei escribió un simple libro, ilustrado manualmente y sin bibliografía, para compartir con cada uno de nosotros la novedad de lo que había observado en el panorama de la naturaleza que nos rodea (Galileo Galilei, Sidereus Nuncius - Il Messaggero delle Stelle, 1610).

Y al final, siempre se habla del Método Galileano.

Ahora bien, querido lector, bien seas un excelente investigador académico o una persona común, quiero que sepas que lo que propongo es fruto de intuición y de humildes y sencillas pruebas y observaciones.

El único motivo por el cual ha sido citado el gran astrónomo es el de querer invitar a mejorar y potenciar un nuevo enfoque al estudio del SARS-CoV-2.

Citación que no quiere de ninguna manera ser irreverente y no encubre ni siquiera remotamente un intento de comparación.

Carlo Brogna

Método

Las imágenes presentes en éste volumen, derivan de cultivos de muestras fecales inoculadas con el virus SARS-CoV-2. El control de la réplica viral ha sido realizado con el método luminex-tecnology a 7, 14 y 30 días (NxTAG®CoV Extended Panel, a real time reverse trancriptase PCR assay detecting three SARS-CoV-2 genes was usedon the MAG-PIX®NxTAG-enabled System MAGPIX instrument); la señal de adquisición ha sido realizada usando el Xponent and SYNCT software, Luminex Molecular Diagnostic.

La metodología de cultivo ha sido efectuada según el método "Brogna-Petrillo" publicado en el trabajo científico "Mauro Petrillo and Others, 'Increase of SARS-CoV-2 RNA Load in Faecal Samples Prompts for Rethinking os SARS-CoV-2 Biology and Epidemiology', COVID-19, 2020 https://doi.org/10.5281/zenodo.4088208

The quality of the images:

Microscope SEM: samples were observed at 20 kV, using either backscattered electrons (CBS) or secondary electrons (ETD); FIB-Sem, model FEI Versa 3D, used a field emission gun (FEG)

Microscope TEM: the microscope is a FEI tecnai F20 with FEG source. All images for all samples are took at 120kV. For some one the voltage was 200kV.

All images are acquired in bright field mode, with obj apertures between 60 and 100. Some are out slightly of focus to help visualize details.

The samples are prepared with osmium tetroxide.

Introducción

El SARS-CoV-2 y la enfermedad que causa, la COVID-19, representan un nuevo reto para la comunidad científica. Un desafío que todavía no acaba y que continúa a condicionar la vida diaria de cada uno de nosotros.
Y cada uno de nosotros sin esperar que la solución baje del cielo, tiene el deber de hacer algo.
Ese algo que, para los trabajadores del sector, coincide con el estudio, la investigación y la experimentación, mientras que para otros consiste en informarse de forma correcta y apoyar donde sea lécito, aquellos puntos de vista que los medios de comunicación no tratan solo porque no constan de un prestigio o de un poder que los apoye.
Puntos de vista que, una vez demostrados plausibles, correctos y resolutivos, - sin decir que el nuestro lo sea - deben ser apoyados y defendidos de modo de no permitir que la evolución pueda ser condicionada por la selección de pocas personas, que a veces no tienen como objetivo principal la suerte de toda la humanidad.
Puntos de vista que no se pueden conceder el lujo de no ser considerados. La historia y la historia de la ciencia *docent.*
Aún así las evidencias científicas que inician a surgir chocan contra muros de goma en el momento que se proponen desde un punto de vista práctico a las altas plateas.
Y es de una evidencia científica que queremos en forma breve, y del modo más claro posible, hablar.
Cuando en 1951 fueron descritos por la primera vez los Coronavirus, éstos fueron catalogados como microorganismos

en grado de infectar las células de tipo epitelial, como aquellas de las cuales se compone la piel, las mucosas, los pulmones y el hígado por ejemplo.

Hasta hace pocos meses, todavía se consideraba solo esa verdad.

Desde entonces, de hecho, nunca nadie se ha preguntado si los Coronavirus eran en grado de infectar solo y exclusivamente las células epiteliales. Ninguno nunca probó ni desmintió, si ésta
familia de virus pudiese tener otros objetivos.

El punto crucial del nuevo horizonte que estamos por ilustrar reside precisamente en haber conducido un estudio científico que demuestra come el SARS-CoV-2 sea capaz de infectar también células diferentes de las células epiteliales.

Podemos afirmar con certeza, pudiéndolo probar con una documentación fotográfica indicada, que el SARS-CoV-2 es **también** un **bacteriófago**, es decir un virus capaz de infectar las bacterias.

En lo específico, de acuerdo a lo que han arrojado nuestras investigaciones en relación a la infección de las bacterias, que constituyen la normal flora intestinal humana. (fig. 1-2).

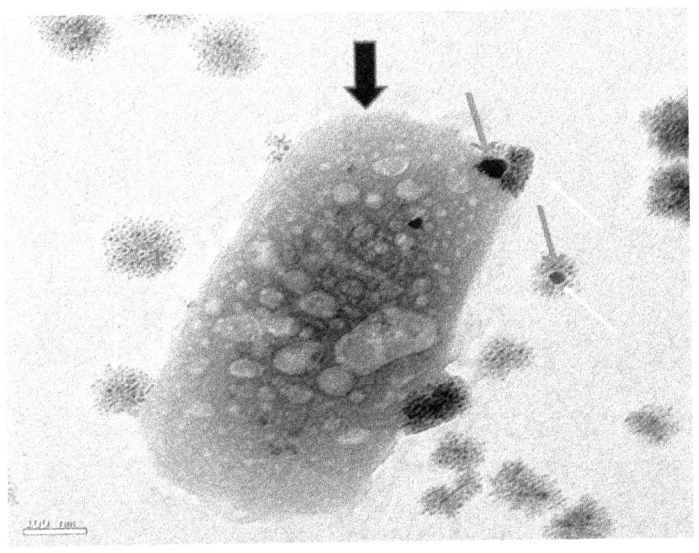

Figure 1: image of TEM. An undefined bacterium (big arrow) and SARS-CoV-2 (red arrows) in faecal sample during 7 days of culture. The toxins/proteins are signed by yellow arrows. Dr. C. Brogna- Craniomed Group. All rights reserved.

Figura 1: Imágen al TEM. Una bacteria indefinida (flecha grande) y SARS-CoV-2 (punta de las flechas) en la muestra fecal durante 7 días de cultivo. Las toxinas/proteínas están indicadas con flechas finas. Dr. C. Brogna- Craniomed Group. Todos los derechos reservados.

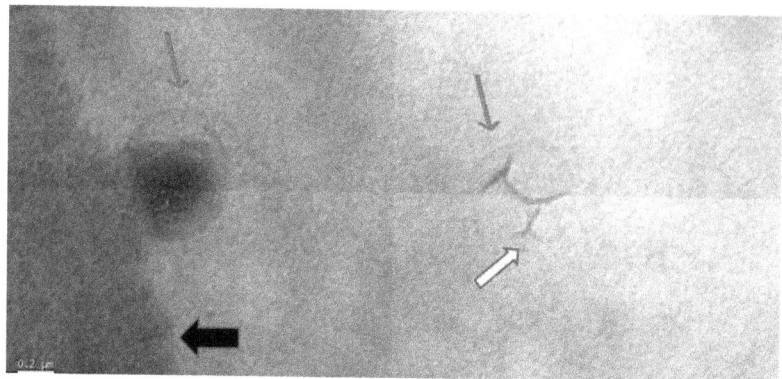

Figure 2: TEM image. Faecal sample during 7 days of culture. SARS-CoV-2 virus and external wall of bacterium. It is visible the virus (red arrow) while interacts with the bacterium (big arrow). There is also a virus (red arrow) without its RNA and with only the mysterious "endoskeleton" inside it (white arrow). Dr. C. Brogna-Craniomed Group. All rights reserved.

Figura 2: Imágen al TEM. Muestra fecal durante 7 días de cultivo. Virus SARS-CoV-2 y pared externa de una bacteria. El virus se observa (flecha roja) mientras interactúa con la bacteria (flecha grande). Además se observa un virus (punta de la flecha) sin su RNA y en su interior solo un misterioso "endoesqueleto" (flecha blanca). Dr. C. Brogna-Craniomed Group.Todos los derechos reservados

En esta foto pareciera que el virus, partícula oscura a la izquierda, está inoculando su contenido genético con el típico mecanismo de un bacteriófago.

Este hecho desencadena una serie de eventos microbiológicos y bioquímicos, comportando consecuencias de orden clínico, que hasta ahora nadie había considerado.

Sin embargo, todos los esfuerzos realizados para lograr terminar con la pandemia continúan a concentrarse exclusivamente sobre una imagen antigua, obsoleta, del responsable de la pandemia propiamente dicha.

Por otra parte se intuía ya que los Coronavirus fueran una familia de virus singulares:

- Por los estudios de finales de los años 90 realizados por los doctores Sawicki, de la Universidad de Toledo (Ohio, USA), que describieron un modo de réplica anormal de los Coronavirus, la cual consiste en una lectura y replicación del filamento de ARN de tales virus según un modelo de tipo "a salto" verso 3' -5',[1]

- Por las observaciones del Dr. Clarck respecto a la posibilidad de los Coronavirus de contener la información genética necesaria para la síntesis de conotoxinas[2];

- Por los estudios efectuados por Fernando Almazán, Silvia Márquez-Jurado, Aitor Nogales, Luis Enjuanes, los cuales ya en el año 2000 lograron replicar el Coronavirus de la gastroenteritis transmisible desde los porcinos a través de un plásmido artificial en las bacterias. Los mismos autores confirmaban el mismo

---

[1] S. G. Sawicki and D. L. Sawicki, 'A New Model for Coronavirus Transcription', *Advances in Experimental Medicine and Biology*, 440 (1998), 215–19 <https://doi.org/10.1007/978-1-4615-5331-1_26>.S. G. Sawicki and D. L. Sawicki, 'A New Model for Coronavirus Transcription', *Advances in Experimental Medicine and Biology*, 440 (1998), 215–19 <https://doi.org/10.1007/978-1-4615-5331-1_26>.

[2] *Biotechnology*, 2nd edition (Academic Cell, 2015).

método también para el Coronavirus MERS (Síndrome de estrés respiratorio del'Oriente Medio – 2012/2013), con la finalidad de poderlo estudiar mejor, vehiculando la secuencia genómica de tal Coronavirus en un plásmido bacteriano artificial de Escherichia Coli (Cromosoma Bacteriano Artificial o BCA), agregando un poco de secuencias nucleótidicas promotoras del Citomegalovirus, y unas cuantas secuencias del virus de hepatitis D.

El estudio en laboratorio del SARS-CoV-2 analiza las interacciones del virus con células sintéticas ("Células Vero" y similares)[3] en un ambiente de trabajo no contaminado, en el cual, es decir, por protocolo, se utilizan antibióticos para eliminar las bacterias, que "podrían" interferir con las actividades del virus. Y es justo aquí donde está el error: en la eliminación de "actores" importantísimos en el desarrollo de la agresividad del Coronavirus. Esto equivale a decir que el ser humano es un ser privado de gran capacidad de supervivencia, en esta tierra, solo porque se estudia la conducta colocando a un individuo sobre una isla desierta de 20 metros cuadrados, "en compañía" de una sola palma de coco. En esas condiciones, sabemos que solo pocos serían capaces de sobrevivir y que ninguno sería capaz de construir ni siquiera una cabaña. Pero si el mismo individuo se coloca en un

---

[3] Nicole C. Ammerman, Magda Beier-Sexton, and Abdu F. Azad, 'Growth and Maintenance of Vero Cell Lines', *Current Protocols in Microbiology*, APPENDIX (2008), Appendix-4E <https://doi.org/10.1002/9780471729259.mca04es11>.

ambiente diferente, en una isla más grande y con una mayor variedad y cantidad de plantas frutales, éste no solo tendría más posibilidad de sobrevivir, sino que también daría vida a sus potencialidades intelectuales y manuales para construirse por lo menos algún refugio.

El estudio exclusivo del Coronavirus SARS-CoV-2 en una "Celula Vero" de laboratorio, similar a una célula eucariótica humana pero no idéntica a ésta, es limitante y limitado; y no permite contemplar muchas otras interacciones biológicas y bioquímicas posibles que el virus pueda instaurar con otros tipos de células, como algunas observadas por mí entre SARS-CoV-2 y las bacterias de la flora intestinal humana normal. Por lo tanto, el segundo postulado de Koch (1843-1910), que enuncia que "debe ser posible aislar el microorganismo del huesped enfermo y hacerlo crecer y reproducir en un cultivo puro en laboratorio", podía valer para una enfermedad como la tuberculosis.

A la luz de estas evidencias este postulado debería ser integrado como a continuación:

"Cada patógeno debe de ser observado tanto en ambiente mixto, junto a otros microrganismos, con el fin de analizar sus interacciones con otras especies, como en cultivo puro, o sea como patogeno aislado".

Experimentación.

Curiosos del hecho de que uno de los síntomas más frecuentes de la COVID-19, o sea la reducción del olfato (hiposmia), se presente solo en 1/3 de las personas que manifiestan síntomas, comenzamos a investigar sobre las posibles causas de esta manifestación clínica distribuida de modo heterogéneo entre la población infectada y con síntomas.

Las posibles causas de la reducción del olfato tomadas en consideración eran dos:

- La primera: el SARS-CoV-2 infecta a las células nerviosas del bulbo olfatorio, provocando alteraciones inflamatorias que afectan el correcto funcionamiento, es decir impiden la "captación" de los olores.

- La segunda: La captación de los olores se da normalmente, pero la transmisión de la información, debido a un neurotransmitidor conocido como **acetilcolina,** se bloquea a lo largo del trayecto, sin alcanzar la corteza cerebral temporal, donde se realiza a nivel consciente la experiencia del "olor".

Investigando más a fondo la segunda posibilidad, se debe establecer qué es lo que bloquea la funcionalidad de la acetilcolina.

Con esta finalidad se procedía al análisis del genoma del RNA del SARS-CoV-2, puesto a disposición por los colegas chinos, evidenciando que el virus, una vez infectada una célula, es capaz de programar la síntesis de algunas proteínas que presentan parecidos con las toxinas producidas por algunas especies animales venenosas.[4] En otras palabras, se comprendía que el virus posee la receta para producir estas sustancias tóxicas, aunque todavía no se haya comprobado sí es capaz de procurarse todos los ingredientes y todos los utensilios para" terminar el producto".

Se iban, entonces, a buscar en el plasma y en la orina de los pacientes COVID-19 estas proteínas de las cuales el virus posee la receta.

Ahora bien, en el plasma y en la orina de cada uno de los pacientes voluntarios, gracias a la espectometría de masas, se aislaban más de 80 proteínas con variados efectos biológicos, proteínas que, en cambio, resultaban ausentes en el plasma y la orina de pacientes sanos. Por lo tanto, el virus era capaz de elaborar la receta. (fig.3-5).[5]

---

[4] Carlo Brogna, 'The COVID-19 Virus Double Pathogenic Mechanism. A New Perspective', 2020 <https://doi.org/10.20944/preprints202004.0165.v2>.
[5] Carlo Brogna et al. 'Detection of Toxin-like Peptides in Plasma and Urine Samples from COVID-19 Patients', 2020 <https://doi.org/10.5281/zenodo.4139341>.

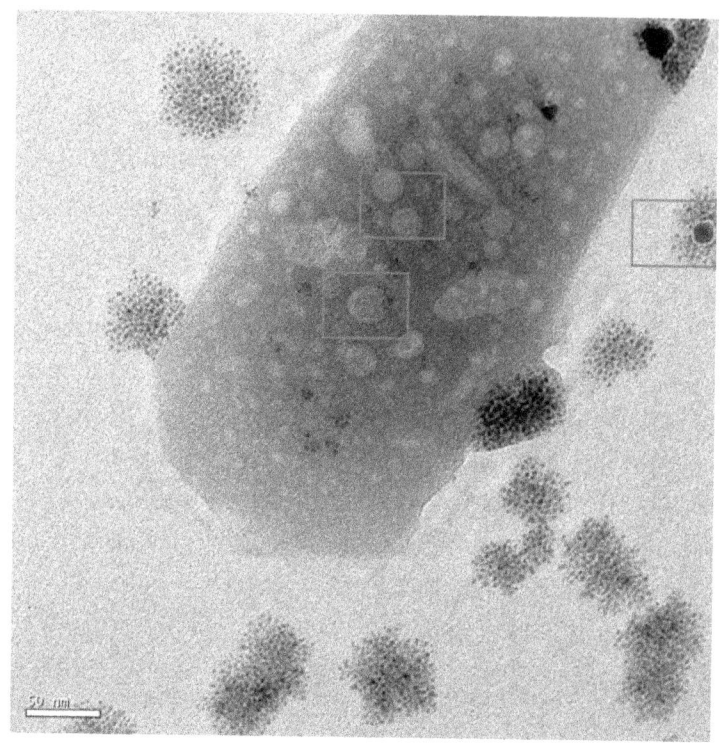

Figure 3: TEM image. Faecal sample during 7 days of culture. In rectangular zone, SARS-CoV-2 virus. Dr. C. Brogna- Craniomed Group. All rights reserved.

Fig.3: Imágen al TEM. Muestra fecal durante 7 días de cultivo. En el cuadro rectangular virus SARS-CoV-2. Dr. C. Brogna- Craniomed Group. Todos los derechos reservados.

Entre las proteínas obtenidas de la interacción bacterias-virus, se encontraban diferentes formas de conotoxinas (potentes neurotoxinas ya notas por ser el arma química usada por los caracoles cónicos para capturar a sus presas), y de éstas algunas eran capaces de ocupar y bloquear los receptores nerviosos a los cuales se liga la acetilcolina para transmitir hasta el cerebro la información olfativa.

Estaba claro, finalmente, el mecanísmo por medio del cual se manifiesta la hiposmia en los pacientes con síntomas. Quedaba por descubrir el motivo por el cual no todos los pacientes COVID-19 presentaban ese síntoma.

La respuesta estaba justo en las diferentes variaciones de conotoxinas encontradas, moléculas muy similares entre ellas, pero que se diferenciaban por pequeños detalles estructurales.

La observación de las varias formas de conotoxinas encontradas, algunas de ellas diferentes solo por pequeñas secuencias aminoacídicas, es decir por mínimos detalles, sugería la idea que la existencia de cada una de ellas fuese el resultado de "errores de montaje", que culminaba en la producción de moléculas con pequeños defectos de fábrica respecto al "proyecto" inicial, o sea respecto a la receta contenida en el ARN del SARS-CoV-2.

Dado que estos defectos de fábrica son típicos de la síntesis protéica de las bacterias, mucho más tumultuosa, rápida y aproximativa en relación a aquella de las células eucariotas (células epiteliales humanas, por ejemplo), se decidía investigar si dichas toxinas fuesen producidas por células bacterianas y no epiteliales.

Se insinuaba, por ello la idea de que el SARS-CoV-2 utilizase las células bacterianas de la flora intestinal para la producción de las toxinas encontradas en el plasma y en la orina de los pacientes COVID-19. Para validar esta hipótesis, se debía demostrar si el virus fuese capaz de infectar también las células procarióticas como las bacterias. Pregunta ésta, que hasta el presente, nadie se había planteado, dando por sentado desde 1951 que los Coronavirus infectasen solo las células epiteliales.

A tal propósito, se inoculaban las heces de pacientes sanos con el SARS-CoV-2, obteniendo la prueba de la replicación del virus en su interior. Esto significaba que el virus encontraba un terreno fértil para reproducirse en las heces y, más precisamente, en las bacterias presentes en las heces de pacientes sanos, como evidencian también las imágenes fotográficas.[6]

En términos médicos, de hecho, el SARS-CoV-2 se podía clasificar también como bacteriófago (fig. 3,4-6), o sea virus capaz de infectar y replicarse en el interior de bacterias y estimular la síntesis de proteínas. Proceso que, por la frenética actividad metabólica de las células bacterianas, no siempre se

---

[6] Mauro Petrillo and others, 'Increase of SARS-CoV-2 RNA Load in Faecal Samples Prompts for Rethinking of SARS-CoV-2 Biology and COVID-19 Epidemiology', 2020 <https://doi.org/10.5281/zenodo.4088208>.

completa de modo perfecto y fiel al proyecto inicial. De hecho, algunas de las proteínas de las cuales el virus ordena su producción a las bacterias intestinales, resultaban mal obtenidas y con mal funcionamiento, y, en el caso de las conotoxinas, incapaces de bloquear la acetilcolina.

Por lo tanto, solo en los pacientes cuyas bacterias intestinales producen dosis importantes de conotoxinas "normo-formadas y normo-funcionales" para ocupar los receptores de acetilcolina, la transmisión nerviosa a través de la vía olfativa se bloquea y esto determina la hiposmia.

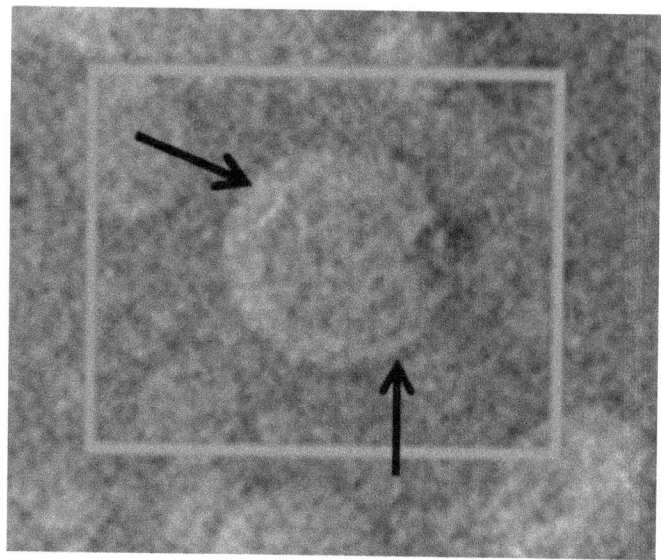

Figure 4 (3): TEM image. Faecal sample during 7 days of culture. In rectangular zone, SARS-CoV-2 virus inside the bacterium. It is visible the "corona" of the virus (black Arrow). Dr. C. Brogna-Craniomed Group. All rights reserved.

Figura 4(3): Imágen al TEM. Muestra fecal durante 7 días de cultivo. En la zona rectangular, el virus SARS-CoV-2 en el interior de una bacteria. Se observa la "corona" del virus (Flecha negra). Dr. C. Brogna-Craniomed Group. Todos los derechos reservados.

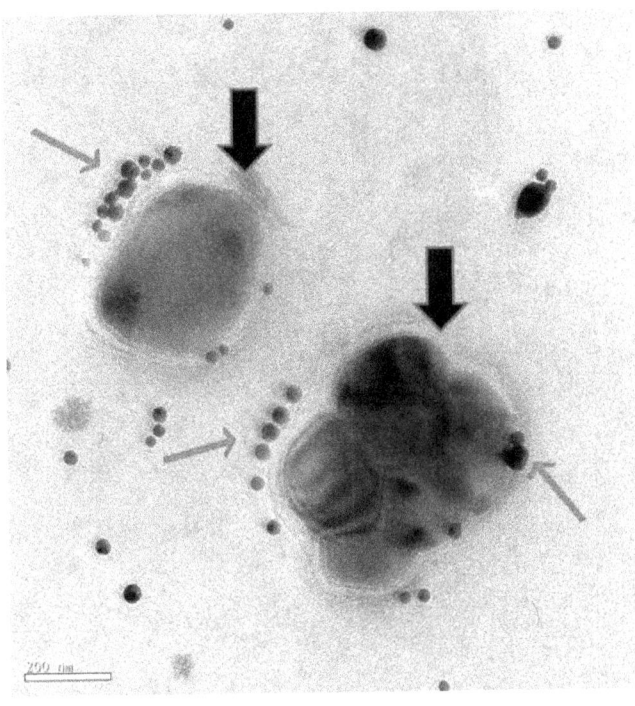

Figure 5: TEM image. Faecal sample during 7 days of culture. SARS-CoV-2 virus and bacteria (mycoplasma?). There are visible the viruses (red arrow) interacting with the bacteria (big arrow). Dr. C. Brogna- Craniomed Group. All rights reserved.

Figura 5: Imágen al TEM. Muestra fecal durante 7 días de cultivo. Virus SARS-CoV-2 y bacterias (micoplasma?). Se observan los virus (flechas finas) mientras interactúan con las bacterias (flecha grande). Dr. C. Brogna-Craniomed-Group. Todos los derechos reservados.

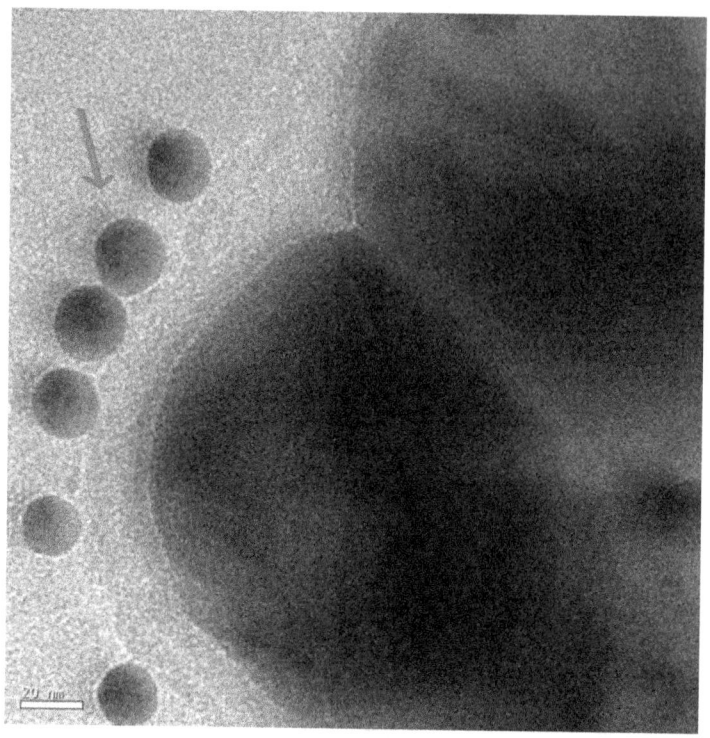

Figure 6: TEM image. Faecal sample during 7 days of culture. SARS-CoV-2 virus and bacterium. Enlarged detail of the figure 5. Dr. C. Brogna- Craniomed Group. All rights reserved.

Figura 6: Imágen al TEM. Muestra fecal durante 7 días de cultivo. Virus SARS-CoV-2 y una bacteria. Detalle aumentado de la figura 5. Dr. C. Brogna-Craniomed Group. Todos los derechos reservados.

Análisis

Existe una concreta posibilidad de que la sintomatología de la COVID-19 sea atribuible a una "especie de envenenamiento".

Probablemente son palabras muy fuertes, pero justificadas por la circunstancia que en las muestras de plasma y orina de todos los pacientes con síntomas examinados fueran encontradas proteínas similares a aquellas presentes en algunos venenos típicos de algunas especies animales (ausentes en las muestras tomadas en pacientes sanos).

Una vez infectadas por el SARS-CoV-2, de hecho las bacterias normales del intestino, comienzan a sintetizar proteínas con actividad tóxica. In primis:

Conotoxinas, potentísimas neurotoxinas producidas por los caracoles cónicos de las áreas tropicales y subtropicales, las cuales son capaces de potenciar la actividad tanto del sistema nervioso parasimpático como los fármacos que por si mismos incrementan el tono (por ej. fármacos antihipertensivos);

Fosfolipasis A2, proteína que desencadena una cascada de reacciones bioquímicas las cuales culminan con un aumento de la coagulación de la sangre (Tromboxano A2) y con una fuerte constricción bronquial (Leucotrienos), efectos potenciados por los comunes fármacos antiinflamatorios (ácido acetilsalicílico, ibuprofeno, etc.)

La proteína activadora de la protrombina, proteína que estimula las reacciones de la última fase de la cascada de la coagulación y que induce a un aumento de la misma, determinando las micro-embolias presentes en los enfermos de COVID-19, como prueban los datos clínicos recolectados por muchos expertos del sector.

Muchas otras proteínas, parecidas a las fosfodiesterasas, a las metaloproteinasas de zinc, a las serina-proteasas, a las bradicininas, etc. (para mayor información ver el trabajo de C. Brogna and Others, 'Detection of Toxin-like Peptides in Plasma and Urine Samples from COVID-19 Patients', 2020 <https://doi.org/10.5281/zenodo.4139341).

Conociendo con exactitud el mecanismo con el cual el virus logra infectar las bacterias de la flora intestinal y emplearlas para la producción de estas símil-toxinas, y disponiendo del sistema con el cual descifrar exactamente la estructura de éstas últimas, se pueden tratar directamente los síntomas de la enfermedad. Esto es tan importante como tener una vacuna eficaz, también porque, probablemente, es de más fácil y económica realización.

El descubrimiento del papel que juegan las bacterias intestinales en la replicación viral, cambia, además, no solo el enfoque terapéutico sino también epidemiológico de la enfermedad, ya que se registra la presencia de SARS-CoV-2, activo y todavía capaz de infectar y replicarse, en las heces de los pacientes.

Esto quiere decir que la contagiosidad de un paciente declarado sano a través de la prueba molecular negativa (prueba PCR), en realidad, está todavía en acto y puede contagiar por vía oro-fecal, es decir por contacto directo con superficies infectadas.

Es decir que no necesariamente la negatividad a la prueba oronasal es un índice de no contagiosidad, considerando que el virus puede tener una reserva intestinal oculta.

Además todo esto hace suponer que las bacterias instruirán al virus, induciendo muchas **mutaciones, mejor definidas "Editing"** (modello CRISPR) [7] seguramente para no ser sorprendidas en un ataque sucesivo, pero generando un caos para la especie huésped: el hombre. Tales consecuencias dejan espacio al posible desarrollo de muchos tipos de situaciones.

---

[7] Rodolphe Barrangou and others, 'CRISPR Provides Acquired Resistance against Viruses in Prokaryotes', Science (New York, N.Y.), 315.5819 (2007), 1709–12 <https://doi.org/10.1126/science.1138140>.

Discusión.

Contar con una vacuna eficaz contra la COVID-19 es o podría representar una gran conquista. De hecho, un escudo protector que haga que la amenaza nos rebote, sin entender aún en qué consiste esa amenaza y con cuáles mecanismos logre ponernos en tan seria dificultad, no representa absolutamente el final de la guerra, puesto que también los escudos "pueden ser defectuosos".

Y es por ésta razón que los descubrimientos ilustrados hasta el momento y la consecuencia terapéutica que los acompañan no puedan sino tener una importancia por lo menos comparable al desarrollo de una vacuna eficaz.

Especialmente en el caso en el cual el escudo no funcione, es más tranquilizador tener a disposición un **plan B**.

Lo que en resumen podemos subrayar, a la luz de los experimentos efectuados es que:

- Tratándose de un **síndrome de envenenamiento**, el primer tratamiento de esta enfermedad consiste en neutralizar las toxinas, que son la causa de la sintomatología de la COVID-19, con **antídotos.** Para ello será necesaria la colaboración de laboratorios hiperespecializados para la decodificación exacta de la estructura de estas proteínas tóxicas y, como consecuencia, para la síntesis de antídotos a medida que "capturen" y desactiven dichas toxinas.
- En asociación a los antídotos, que inactivan las toxinas ya producidas y circulantes, se necesitará bloquear la nueva producción de toxinas. Será necesario, es decir

"congelar" temporalmente, y con criterios, con fármacos **antibióticos** bacteriostáticos o bactericidas, todas aquellas bacterias de la flora intestinal que, infectadas por el SARS-CoV-2, sintetizan estas proteínas. Con este fin, suministrados de manera precoz, los antibióticos azitromicina, vancomicina y metronidazol se han demostrado capaces (in vitro) de apagar tanto la replicación viral como la síntesis de toxinas. La amoxicilina, en cambio, aunque bloquea la replicación viral, no arresta del todo la síntesis de toxinas. A la terapia antibiótica se asocia, además **terapia probiótica coadyuvante.**

- Los efectos clínicos positivos de la antibióticoterapia (normalmente no indicada para el tratamiento de una infección de origen viral) confirman ulteriormente el rol central de las bacterias de la flora intestinal en la génesis de las manifestaciones clínicas de la COVID-19. Del mismo modo, la utilidad de la **dexametasona,** encontrada empíricamente en limitar la sintomatología de la COVID-19, encuentra una explicación en el hecho de ser capaz de inibir las Fosfolipasas A2, una de las proteínas toxin-like encontradas en pacientes infectados y evidentemente capaces de activar una cascada de eventos bioquímicos a la base del cuadro clínico de la COVID-19.
- Sobre todo en los pacientes COVID-19 positivos sintomáticos y con un estado de salud comprometido (pacientes con patologías cardiocirculatorias concomitantes, por ejemplo), se debe evitar el

suministro de fármacos que pudieran hacer precipitar la condición patológica de base (la patología cardiocirculatoria, para seguir con el ejemplo dado).

El suministro, por ejemplo, de inhibidores de las Ciclooxigenasas-1 (COX-1), o sea de ácido acetilsalicílico, ibuprofeno, etc., se debe evitar porque potencia la producción de:
- Tromboxano A2, cuyos notables efectos de vasoconstricción y de agregación de plaquetas empeoran dramáticamente el cuadro clínico de los pacientes COVID+ sintomáticos y con desórdenes cardiovasculares ya en acto, favoreciendo cuadros trombóticos e isquémicos.
- Leucotrienos a través de la hiperactivación de las Lipoxigenasas, cuyos efectos principales son de potenciar la constricción del territorio bronquial, que en pacientes con concomitantes patologías del árbol respiratorio podrían revelarse sin duda fatales.

".

SEGUNDA PARTE

LAS TOXINAS.

Como se ha descrito anteriormente, existe una posibilidad concreta de que los síntomas de la COVID-19 deban ser atribuidos a una **"especie de envenenamiento"**. En muestras de plasma y orina de todos los pacientes sintomáticos examinados, han sido encontradas varias proteínas toxin-like, similares a aquellas presentes en algunos venenos típicos de algunas especies animales, y sintetizadas por la flora bacteriana intestinal humana normal infectada por el bacteriófago SARS-CoV-2.

Entre las innumerables proteínas toxin-like encontradas (fig. 7-12), las de mayor interés son:

- Las conotoxinas
- Las fosfolipasas A2
- La proteína activadora de la protrombina,

Tantas otras proteínas, similares a las fosfodiesterasas, a las metaloproteínas de zinc, a las serina-proteasas, a las bradicininas, etc. (ver más información sobre el trabajo de C. Brogna and others, 'Detection os Toxin-like Peptides in Plasma and Urine Samples from COVID-19 Patients' 2020 <https://doi.org/10.5281/zenodo.4139341>).[5]

---

[5] Brogna and others. 'Detection of Toxin-like Peptides in Plasma and Urine Samples from COVID-19 Patients', 2020 <https://doi.org/10.5281/zenodo.4139341>.

Las conotoxinas.

Las conotoxinas son potentes neurotoxinas producidas por los caracoles cónicos de las áreas tropicales y subtropicales, capaces de potenciar la actividad del sistema nervioso parasimpático al ligarse con las colinesterasas. Los diferentes complejos conotoxinas-colinesterasas que se forman pueden presentar varios tipos de actividades biológicas, pero a este punto, ausentándonos un momento de todo esto, es oportuno afirmar que en la patogénesis de las manifestaciones clínicas de la COVID-19, la disfunción del sistema colinèrgico desempeñe un papel clave.

L'acetilcolina (aCh) es uno de los neurotransmisores mejor caracterizados. Su función principal en las áreas colinérgicas y en la sinapsis del sistema nervioso central (SNC) y del periférico (SNP) es bien conocida. La aCh fue la primera molécula identificada como neurotransmisor y pareciera también ser filogenéticamente una de las moléculas de señalización más antigua. De hecho, ha sido encontrada en bacterias, protozoos, hongos, algas y plantas primitivas, probando que el sistema colinérgico estaba ampliamente distribuido en los organismos vivientes antes de su aparición en el sistema nervioso. El sistema nervioso autónomo (SNA), parte integrante de la historia del reino animal, determina las reacciones de lucha-fuga, además de delinear los ritmos de bio-organización de las funciones vitales y cognitivas. Haber, entonces, observado la hiposmia o la disgeusia en enfermos COVID-19, ha sido una suerte en la desgracia. Ha permitido comprender que algo no funciona en nuestro sistema nervioso autónomo y que el sistema colinérgico fuese interesado. Por otra parte observaciones similares nos llegan a través de otros.[9,10]

---

[9] 'The Role of Nicotine in COVID-19 Infection', *The Centre for Evidence-Based Medicine* <https://www.cebm.net/covid-19/nicotine-replacement-therapy/> [accessed 27 December 2020].

[10] 'COVID-19 and Smoking: Is Nicotine the Hidden Link? | European Respiratory Society' <https://erj.ersjournals.com/content/55/6/2001116> [accessed 27 December 2020].

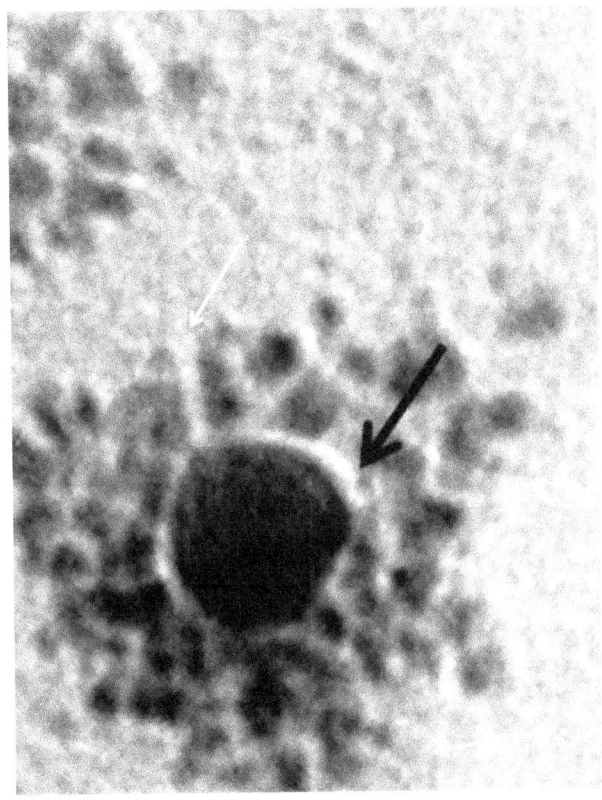

Figure 7: TEM image. Faecal sample during 7 days of culture. SARS-CoV-2 virus. It is visible its corona (black arrow) and the proteins/toxins (yellow arrow around it). Dr. C. Brogna- Craniomed Group. All rights reserved.

Figura 7: Imágen al TEM. Muestra fecal durante 7 días de cultivo. Virus SARS-CoV-2. Se visualiza su corona (flecha negra) y las proteínas/toxinas (flechas finas) alrededor de ésta. Dr. C. Brogna-Craniomed Group. Todos los derechos reservados.

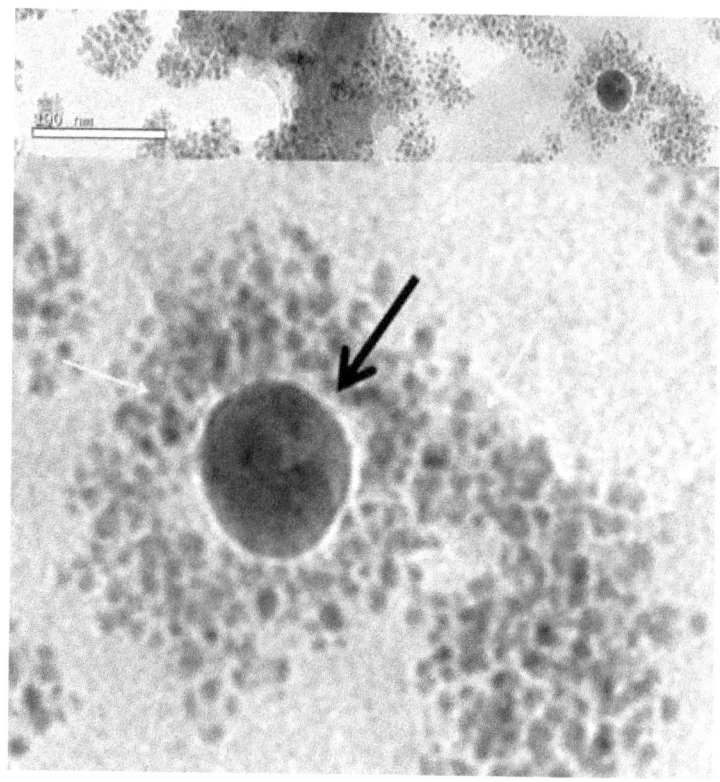

Figure 8: TEM image. Faecal sample during 7 days of culture. Enlarge photo of SARS-CoV-2. It is visible its corona (black arrow) and the proteins/toxins (yellow arrow) around it. Dr. C. Brogna- Craniomed Group. All rights reserved.

Figura 8: Imágen al TEM. Muestra fecal durante 7 días de cultivo. Foto aumentada del SARS-CoV-2. Se observa la corona (flecha negra) y las proteínas/toxinas (flechas finas) alrededor de éste. Dr. C. Brogna- Craniomed Group. Todos los derechos reservados.

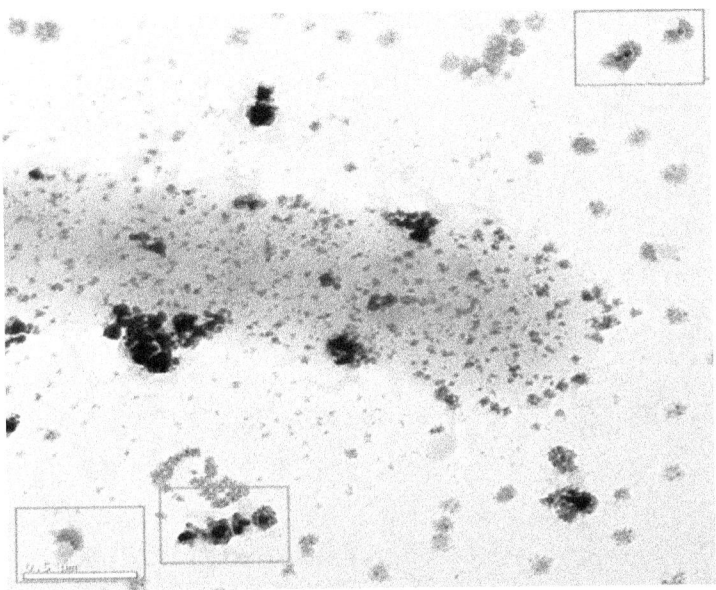

Figure 9: TEM image. Faecal sample after 7 days of culture. In rectangular zone, SARS-CoV-2 virus. Dr. C. Brogna- Craniomed Group. All rights reserved.

Figura 9: Imágen al TEM. Muestra fecal después de 7 días de cultivo. En la zona rectangular, el virus SARS-CoV-2. Dr. C. Brogna-Craniomed Group. Todos los derechos reservados.

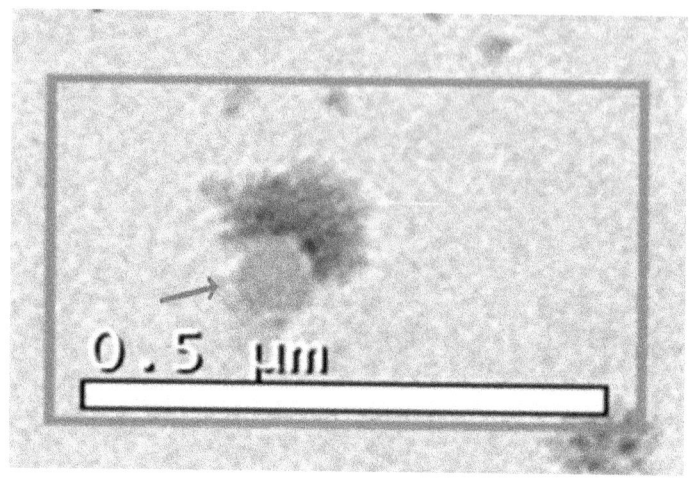

Figure 10: TEM image. SARS-CoV-2 (red arrow) and toxins (yellow arrow) in culture of bacteria and virus obtained by faecal sample. Dr. C. Brogna – Craniomed Group. All rights reserved.

Figura 10: Imágen al TEM: SARS-CoV-2 (punta de la flecha) y toxinas (flecha fina) en cultivos de bacterias y virus obtenidos de muestra fecal. Dr. C. Brogna-Craniomed Group. Todos los derechos reservados.

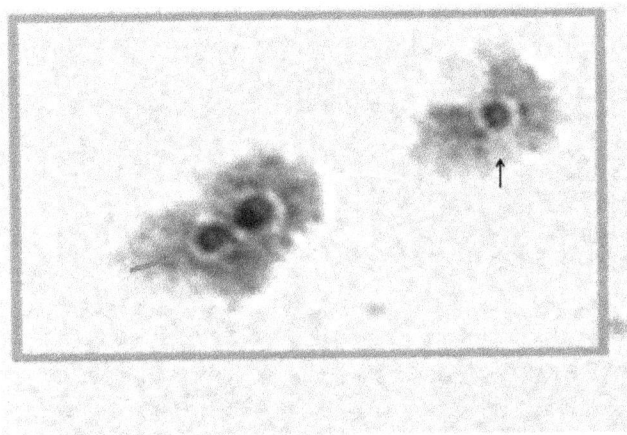

Figure 11: TEM image. SARS-CoV-2 (red arrow) and toxins (yellow arrow) in culture of bacteria and virus obtained by faecal sample. The typical "corona" is around the virus (black arrow). Dr. C. Brogna - Craniomed Group. All rights reserved.

Figura 11: Imágen al TEM. SARS-CoV-2 (punta de la flecha) y toxinas (flecha fina) en cultivos de bacterias y virus obtenidos de muestras fecales. La típica "corona" está alrededor de las partículas del virus (flecha negra). Dr. C. Brogna-Craniomed Group. Todos los derechos reservados.

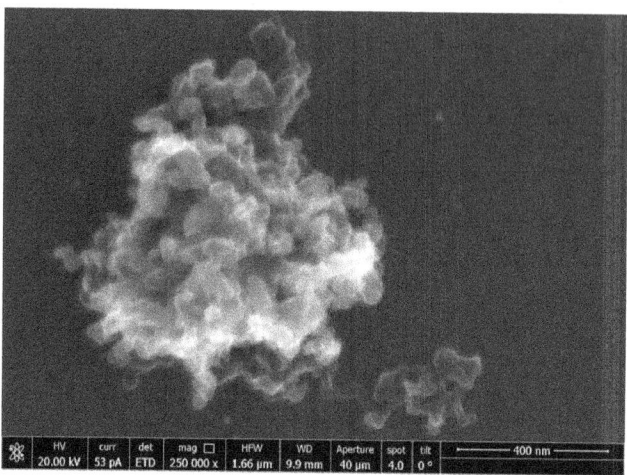

Figure 12: SEM image. Ultra structural form of a protein/toxin in the faecal sample with SARS-CoV-2 presence. Dr. C. Brogna - Craniomed Group. All rights reserved.

Figura 12: Imágen al SEM. Forma ultraestructural de una proteína/toxina en la muestra fecal con presencia de SARS-CoV-2. Dr. C. Brogna – Craniomed Group. Todos los derechos reservados

LE COLINESTERASI

Las Colinesterasas

Las colinesterasas son el blanco de las toxinas presentes en muchos venenos animales.

Entre éstas podemos citar, las acetil-colinesterasas y, en particular, **las butirril-colinesterasa (pseudo colinesterasa)** que son el objetivo de las toxinas producidas por las serpientes Naja Atra y Bungarus multicintus y fasciatus y por las cone-snail (caracoles de mar), cuya funcionalidad resulta inhibida. La titulación hemática de las colinesterasas, que indica la función hepática, puede de hecho revelar o confirmar un posible envenenamiento. La duración de los síntomas está determinada en gran parte por características del complejo tóxico, como: la liposolubilidad; la necesidad o no de activación metabólica; la estabilidad del complejo toxina-aChE; el "envejecimiento" de la enzima fosforilasa.[4]

La patogénesis de los efectos tóxicos mediado por las conotoxinas o mejor por todas las moléculas que ponen en marcha las acetil colenisterasas se correlaciona en parte al aumento excesivo de la acetilcolina (aCh), no catabolizada por algunos complejos toxina-acetil-colinesterasa y en parte por el bloqueo de los receptores nicotínicos por parte del complejo toxina-acetil-colinesterasa (acción antagonista nicotínica).

---

[4] Brogna, C. The COVID-19 Virus Double Pathogenic Mechanism. A New Perspective. Preprints 2020, 2020040165 (doi: 10.20944/preprints202004.0165.v2). Here you can find all the referencees.

< En el primer caso, las manifestaciones tóxicas son la consecuencia del aumento de la acción de la acetilcolina (aCh) sobre los receptores muscarínicos de tipo M2 y M3.[11] La ocupación de los receptores M2 por parte de los elevados títulos aCh determina: vasodilatación generalizada y como consecuencia, rápida caída de la presión arterial; efecto braquicárdico (descenso de la actividad cardíaca y reducción del rendimiento cardíaco), con compensación arrítmica y de taquicardia. A esto se suma que a estas manifestaciones se puedan agregar alteraciones del ritmo correlacionadas: a la hypoxemia-antagonizada por la ventilación pulmonar asistida; a la acción directa sobre los centros vasomotores y sobre otros centros cardiovasculares de la médula alargada, agravando y ocasionando hipotensión y las consecuentes fibrilaciones y taquicardias reflejas. La ocupación de los receptores muscarínicos M3 por parte de los títulos elevados de aCh determina: hipersecreción de las mucosas bronquiales con vasoconstricción; aumento de la movilidad intestinal. Algunas toxinas presentan también propiedades similares a los agonistas del receptor nicotínico: en lo específico, a nivel de las uniones neuromusculares, la acción agonista nicotínica se manifiesta con: fatiga muscular y debilidad general; contracciones involuntarias y fasciculaciones. En particular, astenia, hasta la parálisis, del diafragma y de los músculos intercostales, agregando los efectos muscarínicos y nicotínicos

---

[11] 'Goodman & Gilman's: The Pharmacological Basis of Therapeutics, 13e | AccessMedicine | McGraw-Hill Medical' <https://accessmedicine.mhmedical.com/book.aspx?bookID=2189> [accessed 27 December 2020].

del SNC (laringoespasmo, broncoconstricción, hipersecreción bronquial, que contribuyen un compromiso respiratorio), determinan manifestaciones clínicas que van desde la sensación de constricción en el pecho y la dispnea, hasta la apnea prolongada y a la depresión respiratoria. Otros efectos sobre el SNC son el estado confusional, la ataxia, la confusión verbal, la pérdida de los reflejos, la respiración Cheyne-Stokes, las convulsiones, hasta el coma y la parálisis respiratoria. Los síntomas oculares, que pueden estar relacionados con la exposición local al aerosol tóxico, son la miosis, el dolor ocular, la congestión conjuntival, la reducción de la vista, espasmo ciliar y el dolor de cejas. Después de la absorción sistémica aguda, la miosis no resulta evidente a causa de una potente descarga simpática en respuesta a la hipotensión. En caso de elevadas dosis de toxinas, el cuadro clínico se puede presentar en modo violento, con extrema salivación, emisión involuntaria de heces y orina, sudoración, lagrimeo, braquicardia, hipotensión, aritmia y colapso cardiocirculatorio. Finalmente, entre los síntomas no específicos, que incluyen nausea, vomito, calambres abdominales y diarrea, caben destacar la anosmia y la disgeusia>.[11]

La disfunción olfativa, especialmente, es una señal 'preclínica' precoz de la enfermedad de Parkinson (a menudo la precede años antes) y es el único síntoma antes de la diagnosis de la

---

[11] 'Goodman & Gilman's: The Pharmacological Basis of Therapeutics, 13e | AccessMedicine | McGraw-Hill Medical'.

enfermedad propiamente dicha, la cual se alcanza cuando más del 80% de las neuronas GABAérgicas se han perdido.[12] Se recuerda que estas vías neuronales no pasan por los núcleos talámicos sino que afieren directamente al complejo hipocampo/admígdala. En todos los disturbios asociados a un deficit colinérgico presináptico cortical reflejo de una extendida pérdida de colin-acetil-trasferasa (enfermedad de Alzheimer, morbo de Parkinson y síndrome de Down) hay una considerable reducción del receptor nicotínico que liga la nicotina. Al contrario, las reducciones de ambos subtipos muscarínicos (M1 y M2) son de moderada medida en la enfermedad de Alzheimer, y significativamente aumentados (aparentemente no relacionado con el tratamiento farmacológico anticolinérgico) en el morbo de Parkison y en los casos con demencia, pero no en aquellas sin ella. [13]

---

[12] Michelle E. Fullard, James F. Morley, and John E. Duda, 'Olfactory Dysfunction as an Early Biomarker in Parkinson's Disease', *Neuroscience Bulletin*, 33.5 (2017), 515–25 <https://doi.org/10.1007/s12264-017-0170-x>.

[13] E.K. Perry and others, 'Cholinergic Receptors in Cognitive Disorders', *Canadian Journal of Neurological Sciences / Journal Canadien Des Sciences Neurologiques*, 13.S4 (1986), 521–27 <https://doi.org/10.1017/S0317167100037240>.

Las Fosfolipasas

Las fosfolipasas A2 (PLA2) se encuentran entre las proteínas más abundantes en el veneno de serpientes. Tienen una actividad farmacológica tóxica de amplio espectro además de ser hidrolasas[13]. John B. Harris et al. describen como los principales tipos de PLA2: las PLA2 secretoras (sPLA2); las PLA2 citosólicas (cPLA2); las PLA2 independientes del calcio (iPLA2); el factor de activación de las plaquetas (PAF); acetilhidrolasas / lipoproteína lipídica oxidada PLA2 (LpPLA2); la PLA2 adiposa (AdPLA2s); la PLA2 lisosomial (LPLA2s). La PLA2 induce una respuesta inflamatoria estimulando la liberación de mediadores como: IL-1β, IL-6, IL-8, TNF-α, MIP-α, NO, istamina, serotonina, PAF, bradiquinina, PGE2, TXA2, LTB4, RANTES y anafilatóxinas (C3 y C5).[14] La PLA2, mediando la hidrólisis de los glicerofosfolípidos, determina la liberación de ácidos grasos y la relativa producción de lisofosfolípidos.[15]

La **dexametasona** se ha demostrado muy útil en contrastar el desarrollo de la sintomatología de la COVID-19 por el hecho

---

[13] Raoudha Zouari-Kessentini and others, 'Antitumoral Potential of Tunisian Snake Venoms Secreted Phospholipases A2', *BioMed Research International*, 2013 (2013) <https://doi.org/10.1155/2013/391389>.

[14] Catarina Teixeira and others, 'Inflammation Induced by Platelet-Activating Viperid Snake Venoms: Perspectives on Thromboinflammation', *Frontiers in Immunology*, 10 (2019) <https://doi.org/10.3389/fimmu.2019.02082>.

[15] John B. Harris and Tracey Scott-Davey, 'Secreted Phospholipases A2 of Snake Venoms: Effects on the Peripheral Neuromuscular System with Comments on the Role of Phospholipases A2 in Disorders of the CNS and Their Uses in Industry', *Toxins*, 5.12 (2013), 2533–71 <https://doi.org/10.3390/toxins5122533>.

de que éste fármaco inhibe la PLA2, bloqueando la síntesis de las prostaglandinas y la formación de leucotrienos actuando a nivel de ciclooxigenasas/isomerasas PGE.[16] Además, la dexametasona bloquea la síntesis de las citoquinas IL1, IL2, IL3, IL6, TFN-alfa, GM-CSF, del interferón, del factor de crecimiento epidérmico (EGF) – estimulado por PLA2 (cPLA2) – y liberación de ácido araquidónico (AA) bloqueando el reclutamiento de Grb2 al receptor EGF activado (EGF-R) a través de un mecanismo independiente de la transcripción (actinomicina-insensible).[17]

Como se ha dicho, la PLA2, mediando la hidrólisis de los glicerofosfolípidos, determina la liberación de ácidos grasos y la relativa producción de lisofosfolípidos.
<El ácido araquidónico (AA) se genera por los fosfolípidos de membrana a través de su activación. Del ácido araquidónico, por medio de la ciclooxigenasa-1 (COX-1), se generan las prostaglandinas (PG), y por medio de la tromboxano sintetasa, se genera el tromboxano A2 (TXA2). La prostaglandina E (PGE) provoca tanto vasodilatación como vasoconstricción, pero en el círculo pulmonar solo vasoconstricción. Las

---

[16] M. Goppelt-Struebe, D. Wolter, and K. Resch, 'Glucocorticoids Inhibit Prostaglandin Synthesis Not Only at the Level of Phospholipase A2 but Also at the Level of Cyclo-Oxygenase/PGE Isomerase.', *British Journal of Pharmacology*, 98.4 (1989), 1287–95.

[17] Jamie D Croxtall, Qam Choudhury, and Rod J Flower, 'Glucocorticoids Act within Minutes to Inhibit Recruitment of Signalling Factors to Activated EGF Receptors through a Receptor-Dependent, Transcription-Independent Mechanism', *British Journal of Pharmacology*, 130.2 (2000), 289–98 <https://doi.org/10.1038/sj.bjp.0703272>.

prostaglandinas E y F (PGE y PGF) aumentan frecuencia cardíaca. El TXA2 es una molécula con elevado poder de agregación plaquetaria, vasoconstrictora, capaz de reducir el flujo sanguíneo renal y su filtrado>.[18]

El bloqueo de la enzima trombóxano sintetasa, por parte de Dazoxiben y Pirmagrel, implica un aumento de la síntesis de las prostanglandinas a través de las isomerasis (PGD2, PGF2alfa, PGE2) y la prostaciclina sintetasa (PGI2, PGF1alfa).[19] La inhibición de la COX-1 conlleva a un aumento de la vía de la lipoxigenasa con un aumento de los productos leucotrienos finales (LB4, LC4, LD4, LE4, LF4).

<LT4C y LT4D son mil veces más potentes que la istamina, actúan sobre la musculatura lisa de las vías respiratorias periféricas provocando broncoconstricción>.[20]

La activación constitucional de la vía del ácido araquidónico por parte de toxinas producidas por bacterias (especialmente las PLA2) atacadas por el virus sugiere, entonces, evitar el suministro terapéutico de inhibidores de las ciclooxigenasas-1

---

[18] 'Goodman & Gilman's: The Pharmacological Basis of Therapeutics, 13e | AccessMedicine | McGraw-Hill Medical'.
[19] G. I. Fiddler and P. Lumley, 'Preliminary Clinical Studies with Thromboxane Synthase Inhibitors and Thromboxane Receptor Blockers. A Review', *Circulation*, 81.1 Suppl (1990), I69-78; discussion I79-80.
[20] 'Goodman & Gilman's: The Pharmacological Basis of Therapeutics, 13e | AccessMedicine | McGraw-Hill Medical'.

(FANS anti COX-1, por ej: ibuprofeno, nimesulide, etc) y también aquellos con acción débil como el paracetamol.

ANTIBIOTICOS

Entre el decimocuarto y el vigésimo-primer día de los cultivos de bacterias-virus in vitro, se realizó un antibiograma para ver cuales moléculas antibióticas impedían tanto la replicacíon viral como la producción de bandadas de tóxinas.[21] Los datos han reportado que en 3 días la azitromicina, el metronidazol y la vancomicina apagaban tanto la replicación viral como la formación de toxinas por parte de las bacterias, mientras la amoxicilina apagaba la replicación viral pero permitía aún la liberación de algunas pocas toxinas respecto a las iniciales, y en todo caso entre éstas no se encontraban conotoxinas ni las fosfolipasas A2. Otros antibióticos reducían solo en manera ligera la replicación viral, mientras algunos, entre los cuales el levofloxacino incluso la amplificaban. Estas pruebas, repetidas muchas veces, han sugerido que las bacterias cuentan con un mecanismo de defensa, cuando son provocadas por nuevos patógenos, y que lamentablemente su producto, las proteínas tóxicas, activadas para contrastar el virus tienen repercusión sobre nuestros órganos, sobre nuestros receptores, determinando el cuadro clínico grave del enfermo COVID-19.

---

[21] Petrillo and others. 'Increase of SARS-CoV-2 RNA Load in Faecal Samples Prompts for Rethinking of SARS-CoV-2 Biology and COVID-19 Epidemiology', 2020 <https://doi.org/10.5281/zenodo.4088208>

LAS FASES PATOGENÉTICAS

La vía de transmisión del Bacteriófago SARS-CoV-2 es doble:
1. Oro-fecal
2. Respiratoria

Las mucosas que pueden ser colonizadas por el virus:
1. Oral
2. Rino-faríngea
3. Respiratoria
4. Intestinal
5. Anal
6. Mucosas de los aparatos reproductores

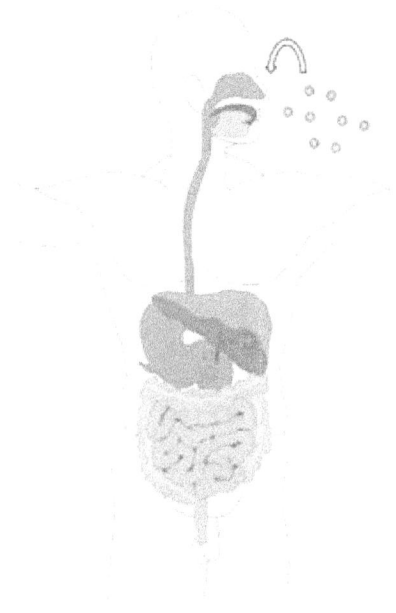

Figura 13: **Primera fase**; ataque del virus a las bacterias de las mucosas. Dr. C. Brogna-Craniomed Group. Todos los derechos reservados.

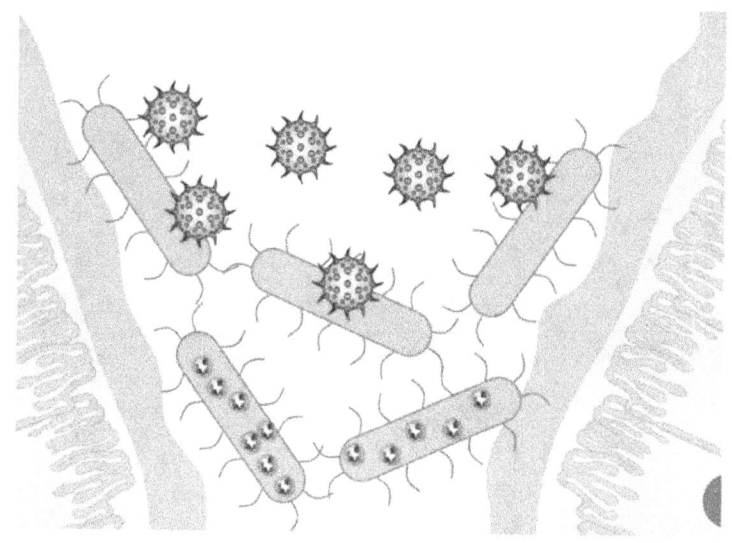

Figura 14: **Segunda fase**: producción de la cascada de toxinas por parte de las bacterias. Dr. C. Brogna-Craniomed Group. Todos los derechos reservados.

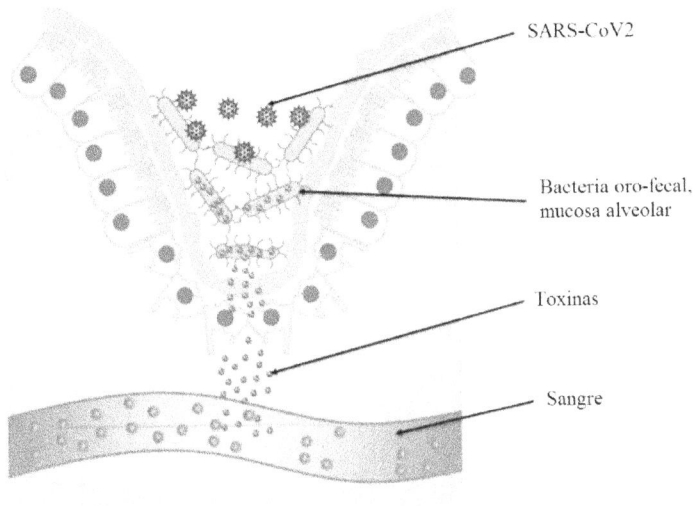

Figura 15: **Tercera fase**: Entrada en circulación de las toxinas producidas. Dr. C. Brogna-Craniomed Group. Todos los derechos reservados.

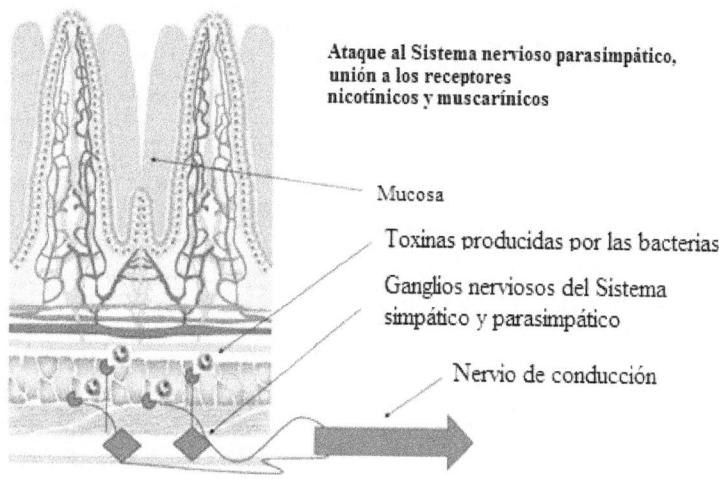

Figura 16: **Cuarta fase**: Ataque al Sistema nervioso autónomo entérico (plexo de Auerbach y Meissner, simpático y parasimpático)[25] y de todos los ganglios del Sistema nervioso autónomo por parte de algunas toxinas. Dr. C. Brogna-Craniomed Group. Todos los derechos reservados[5]

---

[5] Brogna and others.

Las toxinas se ligan a las moléculas del huésped, como las acetilcolinesterasas, potenciando, de esta manera, los efectos de la acetilcolina sobre los receptores nicotínicos y muscarínicos. Las neuronas pregangliares, sean parasimpáticas o simpáticas, son colinérgicas y la transmisión gangliar se produce gracias a receptores de tipo nicotínico (aunque sobre las células postgangliares estén presentes también receptores muscarínicos de tipo excitativo). Las neuronas postgangliares parasimpáticas son colinérgicas y actúan sobre receptores muscarínicos presentes en los órganos diana. Las neuronas postgangliares simpáticas son esencialmente noradrenérgicas, con raras excepciones colinérgicas (por ej. Las glándulas sudoríparas).

Nota: Los pacientes que han tomado "desde el inicio" azitromicina o amoxicilina y probióticos (entre los cuales el Lactobacillus reuteri y el Bacillus clausii), evitando el suministro de antiinflamatorios no esteroideos e inhibidores ligeros de las ciclooxigenasas 1 (entre ellos el paracetamolo), han tenido una curación rápida y síntomas iniciales ligeros.

TERCERA PARTE

¿Observación o misterioso descubrimiento?

En los cultivos preparados con bacterias-virus es posible observar dos fenómenos un poco extraños y nunca antes descritos:

1. El **endoesqueleto** del SARS-CoV-2 (fig.2,17-22)
2. La **fusión o separación** de los viriones (fig.18,20-24)

Las imágenes que siguen dan la idea del dato encontrado y nunca antes observado.

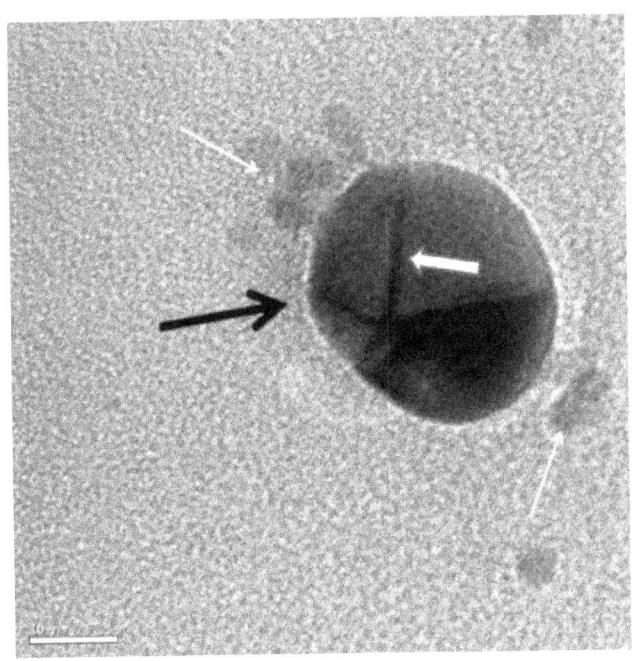

Figure 17: TEM image. Faecal sample after 7 days of culture. SARS-CoV-2 virus. It is visible its "corona" (black arrow), the proteins/toxins (yellow arrows) around it and the mysterious "endoskeleton" inside of it (white arrow). Dr. C. Brogna - Craniomed Group. All rights reserved.

Figura 17: Imágen al TEM. Muestra fecal después de 7 días de cultivo. Virus SARS-CoV-2. Su "corona" es visible (flecha negra), las proteínas/toxinas (flechas finas) alrededor de èl, el misterioso "endoesqueleto" en su interior (flecha blanca). Dr. C. Brogna-Craniomed Group. Todos los derechos reservados.

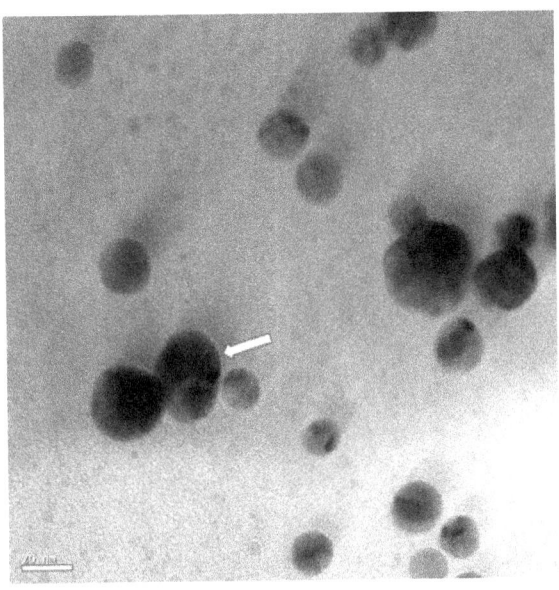

Figure 18: TEM image. Faecal sample during 7 days of culture. SARS-CoV-2 virus. It is visible the virus (red arrow) and its mysterious "endoskeleton" (white arrow). The viruses are smaller (50-200 nm) than the normal size described in literature (0,1-0,3 micron). The "corona" also is smaller than usually described. Dr. C. Brogna - Craniomed Group. All rights reserved.

Figura 18: Imágen al TEM. Muestra fecal durante 7 días de cultivo. Virus SARS-CoV-2. Se visualiza el virus (flecha fina) y su misterioso "endoesqueleto" (flecha blanca). Los virus son más pequeños (50-200 nm) que los descritos hasta ahora en literatura (0,1-0,3 micron). También la "corona" es más pequeña de cuanto haya sido descrita hasta el momento en literatura. Dr. C. Brogna-CraniomedGroup. Todos los derechos reservados.

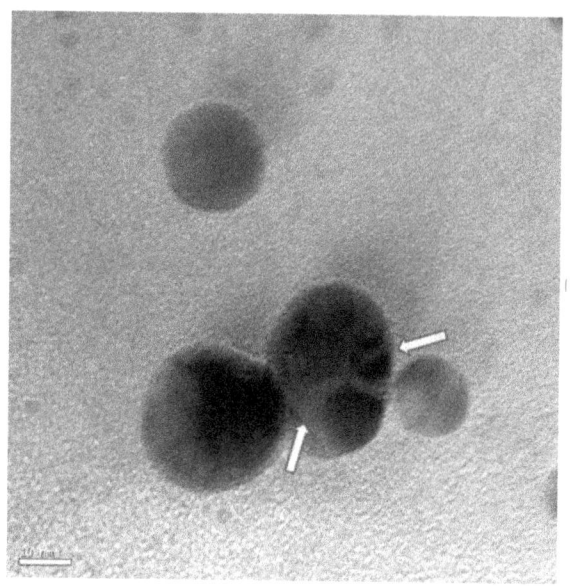

Figure 19: TEM image. Faecal sample during 7 days of culture. SARS-CoV-2 virus. An enlarged photo of figure 18. It is visible the mysterious "endoskeleton" (white arrows). The viruses are smaller (50-200 nm) than the normal size described in literature (0,1 - 0,3 micron). The "corona" also is smaller than usually described. Dr. C. Brogna – Craniomed Group. All rights reserved.

Figura 19: Imágen al TEM. Muestra fecal durante 7 días de cultivo. Virus SARS-CoV-2. Una foto aumentada de la figura 18. Se visualiza el misterioso "endoesqueleto" (flechas blancas). Los virus son más pequeños (50-200 nm) que los descritos hasta ahora en literatura (0,1-0,3 micron). También la "corona" es más pequeña de cuanto haya sido descrita hasta el momento en literatura. Dr. C. Brogna-CraniomedGroup. Todos los derechos reservados.

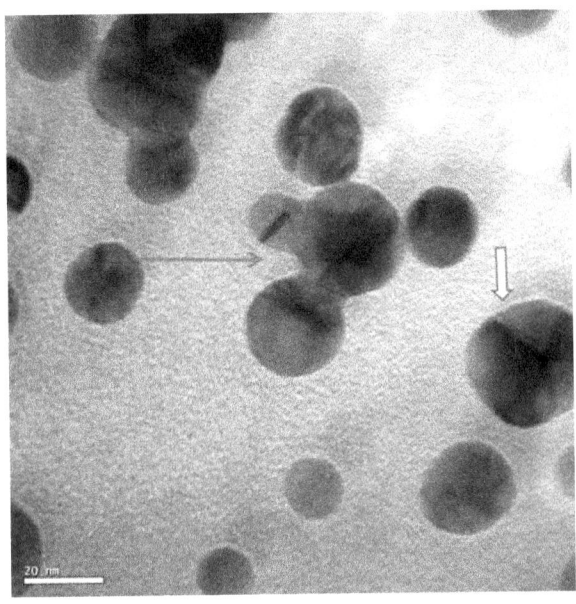

Figure 20: TEM image. Faecal sample during 7 days of culture. SARS-CoV-2 virus. A strange "fusion" between the viruses (blue arrow) is visible. The viruses are smaller (50-200 nm) than the normal size. The mysterious "endoskeleton" is reported by a white arrow. The "corona" is smaller than the normal size. Dr. C. Brogna - Craniomed Group. All rights reserved.

Figura 20: Imágen al TEM. Muestra fecal durante 7 días de cultivo. SARS-CoV-2. Se observa la extraña "fusion" entre los virus (flecha larga). Los virus son más pequeños (50-200nm) de lo normal. El misterioso "endoesqueleto" se señala con una flecha blanca. La "corona" en más pequeña que la norma. Dr. C. Brogna- Craniomed Group. Todos los derechos reservados.

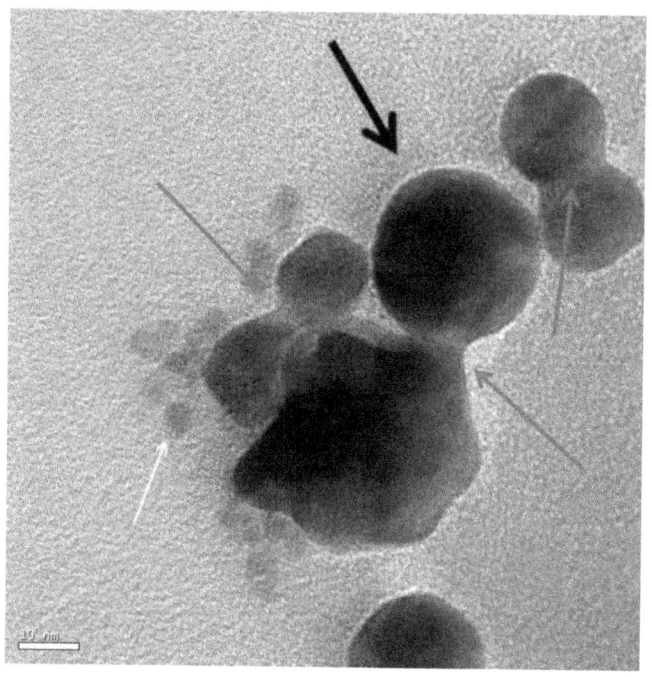

Figure 21: TEM image. Faecal sample during 7 days of culture. SARS-CoV-2 virus. It is visible its "corona", the proteins/toxins (yellow arrow) around it and the strange "fusion" (or scission?) between the viruses (blue arrows). Dr. C. Brogna - Craniomed Group. All rights reserved.

Figura 21: Imágen al TEM. Muestra fecal durante 7 días de cultivo. Virus SARS-CoV-2. Se observa su "corona", las proteínas/toxinas (flecha fina) alrededor de èl y la extraña "fusion" (o separación?) entre virus (flechas largas). Dr. C. Brogna- Craniomed Group. Todos los derechos reservados.

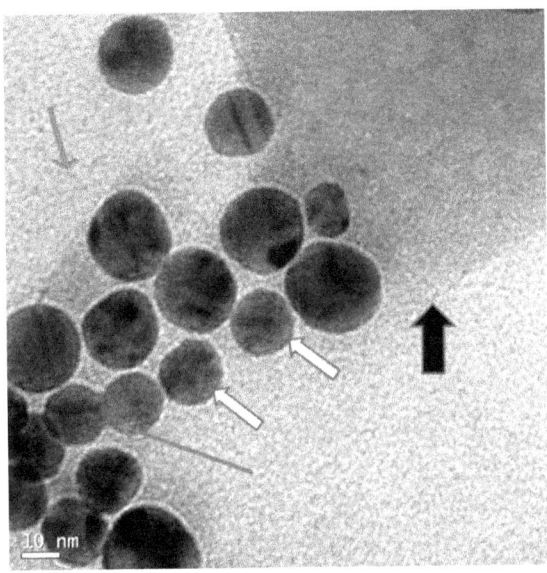

Figure 22: TEM image. Faecal sample during 7 days of culture. SARS-CoV-2 virus and external wall of bacterium. It is visible the virus (red arrow) attacking the bacterium (big arrow). It is visible the mysterious "endoskeleton" (white arrow). Are also visible the strange "fusions" or agglomerations between the viruses (blue arrow). The viruses and their "corona" are smaller (50-200 nm) than the normal size. Dr. C. Brogna - Craniomed Group. All rights reserved.

Figura 22: Imágen al TEM. Muestra fecal durante 7 días de cultivo. SARS-CoV-2 y pared bacteriana externa. Se observan los virus (flecha) mientras atacan la bacteria (flecha grande). Se visualiza el misterioso "endoesqueleto" (flechas blancas). También se observan las extrañas "fusiones" o aglomerados entre los virus (flecha larga). Los virus, inclusive la "corona", son más pequeños (50-200 nm) que la norma. Dr. C. Brogna-Craniomed Group. Todos los derechos reservados.

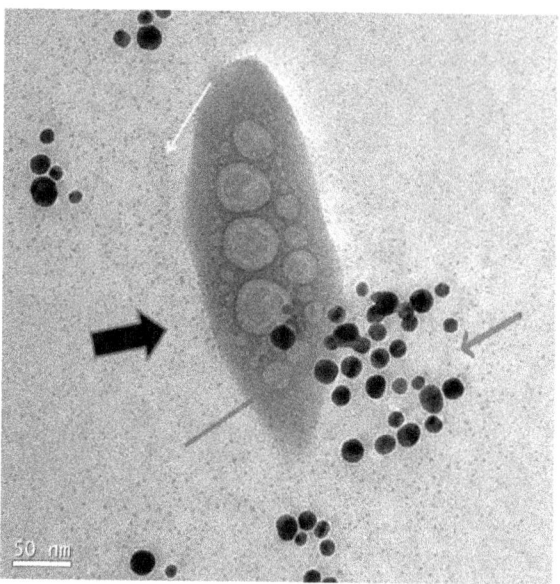

Figure 23: TEM image. Faecal sample during 7 days of culture. SARS-CoV-2 and bacterium. Viruses are visible (red arrow) while attacking the bacteria (big arrow). Are also visible the strange "fusions" or agglomerations between the viruses (blue arrow). The viruses are smaller (50-200 nm) than the normal size. The proteins or toxins are reported by a yellow arrow. Dr. C. Brogna - Craniomed Group. All rights reserved.

Figura 23: Imágen al TEM. Muestra fecal durante 7 días de cultivo. SARS-CoV-2 y bacterias. Se observan los virus (flecha) mientras atacan a la bacteria (flecha grande). También se observan las extrañas "fusiones" o aglomerados entre los virus (flecha larga). Los virus son más pequeños (50-200 nm) de lo normal. Las proteínas o las toxinas se indican con una flecha fina. Dr. C. Brogna-Craniomed Group. Todos los derechos reservados.

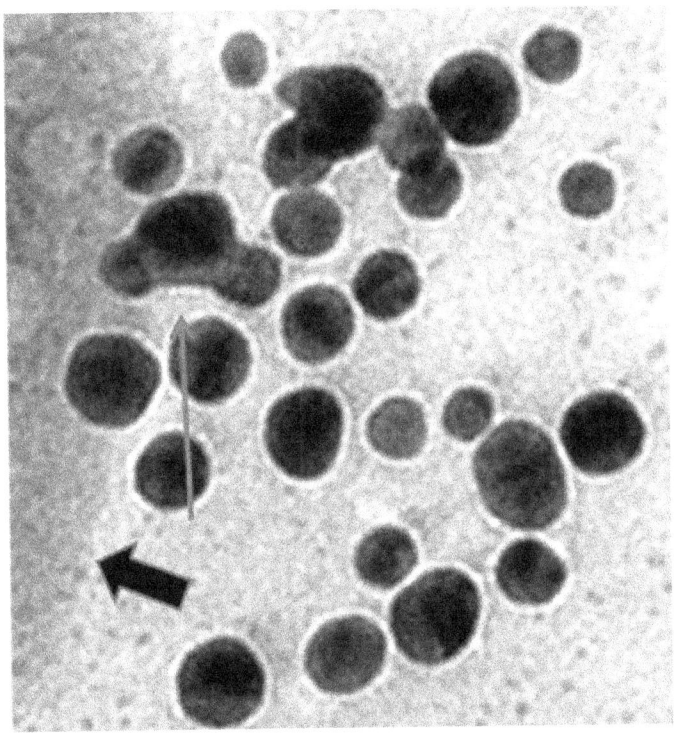

Figure 24: TEM image. Faecal sample during 7 days of culture. SARS-CoV-2 and bacteria. An enlarged photo of figure 23. Dr. C. Brogna - Craniomed Group. All rights reserved.

Figura 24: Imágen al TEM. Muestra fecal durante 7 días de cultivo. SARS-CoV-2 y bacterias. Foto aumentada de la figura 23. Dr. C. Brogna-Craniomed Group. Todos los derechos reservados.

A la luz de lo observado hasta el momento, quizás sería el caso de evaluar la hipótesis che el SARS-CoV-2 no sea solamente un virus sino algo más complejo.

Cuando aumentan los neutrófilos en la sangre deberíamos pensar a una etiopatogenía bacteriana. ¿Quizás podría ser un cDNA de Coronavirus en un plásmido artificial con la cara de virus pero con el corazón de bacteria?

¿No se podría pensar, considerando sus medidas inferiores (50-200 nanómetros) respecto a las descritas hasta ahora por otros autores en la literatura, que se trate de un BCA (cromosoma bactérico artificial) con un manto de proteínas de superficie de Coronavirus?

Seguramente no se puede no considerar que, de las pruebas que resultan de los experimentos descritos, se trate también de un **bacteriófago**.

Consideraciones

Por mucho tiempo la investigación ha concentrado su curiosidad en observar micoorganismos patógenos y su patogenicidad, concentrándose en la comprensión de su unión con los receptores de nuestras células, y basando la terapia sobre la inhibición de tales uniones receptoras.

Solo en algunas excepciones, como el tétanos, el botulismo, la difteria, hemos comprendido que el síntoma correspondía a la liberación de toxinas.

La investigación científica todavía no logra dar el salto de calidad para comenzar a focalizar la atención sobre la entropia del mundo bacteriano. Sí, he escrito bien: "entropia". En ésta historia infinita de la ciencia, los físicos probablemente tienen razón.

Cada sistema que consume energía produce entropia, y a este mecanismo participan no solo los seres pluricelulares, sino también los unicelulares, las bacterias.

Cada uno de ellos, presentes en nuestro organismo como comensales, producen desechos, residuos, de naturaleza proteica.

Desde pequeños hemos sido entrenados, inmunizados hacia estas proteínas de desecho, gracias a los anticuerpos de procedencia materna primero, e individuales, después.

El problema surge cuando las bacterias, a raíz de una estimulación química (por ej. la contaminación) o, como en el caso del SARS-CoV-2, biológica, comienzan a producir "desechos" de su metabolismo, proteínas modificadas o completamente nuevas, o sea desconocidas a nuestro sistema inmunológico, y que por lo tanto no es capaz de afrontar.

Es por esta razón que una terapia enfocada exclusivamente en impedir la unión del SARS-CoV-2 con nuestras células, sin considerar la naturaleza bacteriofágica no será suficiente.

Será necesario bloquear el ataque a nuestras amigas bacterias y disponer, además, de un antídoto contra las toxinas que ellas producen, después de la agresión viral.

Las bacterias se saben defender solas, pero nosotros no estamos preparados a sus proteínas tóxicas de desecho que dejan sobre el campo de batalla.

No desinfectar continuamente las calles, medios de transporte y lugares públicos, con protocolos unívocos y sin tener en cuenta que los virus se replican en las bacterias, es una carencia que tiene el riesgo de ser pagada a caro precio.

No entender que las toxinas tienen una mayor eficacia a bajas temperaturas (primavera, otoño e invierno) y que son menos activas durante el período más caliente, no permitirá entender porqué el virus tiene una pauta estacional particular.

Ante todo, estamos hablando de un bacteriófago (quizás de algo más – BCA: cromosoma bacteriano artificial-plásmido),[22] y en cuanto tal es ubicuo.

No pensar que la naturaleza podría estar contaminada, si no lo está ya, representa la tercera grave falta que se pudiera cometer. Es intuitivo imaginar que si SARS-CoV-2 ataca las bacterias y éstas producen las toxinas citadas en este tratado, también los vacunados tendrán en los próximos años un mayor riesgo de enfermedades cardiovasculares, pulmonares y neurodegenerativas.

Siendo sobre todo un bacteriófago, es lícito esperar innumerables mutaciones de la estructura protéica del SARS-CoV-2, diferentes por cada ciclo replicativo y para cada individuo. ¿El motivo? Porque las bacterias generan errores de

---

[22] Fernando Almazán, Carmen Galán, and Luis Enjuanes, 'Engineering Infectious CDNAs of Coronavirus as Bacterial Artificial Chromosomes', *Methods in Molecular Biology*, 454 (2008) <https://doi.org/10.1007/978-1-59745-181-9_20>.

"editing"[23], o sea introducen secuencias que puedan ayudarlas a afrontar el sucesivo ataque viral. El problema que se presenta es la distribución global de la infección, porque cada bacteria cerrará las puertas al virus en el próximo reconocimiento en el mismo individuo, pero no al individuo que está a su lado.

---

[23] Rodolphe Barrangou and others, 'CRISPR Provides Acquired Resistance against Viruses in Prokaryotes', *Science (New York, N.Y.)*, 315.5819 (2007), 1709–12 <https://doi.org/10.1126/science.1138140>.

CUARTA PARTE

Glosario.

Acetilcolina (aCh): Neurotransmitidor tanto del sistema nervioso central que periférico, mediador (ligándose a los receptores nicotínicos y muscarínicos) de múltiples funciones, entre las cuales la contracción de los músculos esqueléticos, la transmisión nerviosa a nivel sintético y la secreción de casi la totalidad de las glándulas.

Acetilcolinesterasa (aChE): Enzima que cataliza la degradación de la acetilcolina, inactivándola.

Acidos Nucleicos: Compuestos químicos orgánicos presentes en todos los organismos vivientes (incluso virus) y distinguidos en ADN (ADN-ácido desoxirribunocleico) y ARN (ARN-ácido ribonucleico).

El ADN es el depósito de la información genética contenida en las células; mientras que el ARN tiene la función de traducir y transferir la información contenida en el ADN para dar inicio a la síntesis de las proteínas y a la replicación celular.

Aminoácido: Molécula orgánica, unidad constitutiva de las proteínas.

Antibiótico: Sustancia con estructura química muy compleja, capaz de detener el crecimiento y la replicación (antibiótico bacteriostático) o provocar la muerte (antibiótico bactericida) de las células bacterianas.

Actividad Colinérgica: Actividad realizada por la acetilcolina y por ende estimulante del sistema nervioso autónomo parasimpático produciendo efectos sobre los órganos que regula. La actividad colinérgica a nivel de la pupila determina la restricción (miosis), debida a la contracción del músculo constrictor de la misma. A nivel cardíaco, el parasimpático, gracias a la acetilcolina, reduce la actividad cardíaca.

Bacteria: Organismo unicelular, procariota, con dimensiones entre 0,2 y 30 micron, y constituído por una pared celular que reviste una membrana celular y contiene su proprio material genético (ADN-no encapsulado por ninguna membrana, contrariamente a lo que sucede con las células eucariotas-) y un sistema enzimático que les permite producir energía y sintetizar proteínas, y así replicarse por división.

Bacteriófago: También llamado fago, es un virus con ADN o ARN que infecta las bacterias, inoculando su proprio material genético y así replicándose. Puede ser lisogénico (es decir integrado en la bacteria y replicarse cada vez que la bacteria lo hospeda), lítico (es decir replicarse en la bacteria, induciendo literalmente la destrucción) o templado (es decir tener un comportamiento mixto basado en dinámicos equilibrios).

Bioquímica: Parte de la biología que estudia las reacciones químicas que regulan la vida de las células y, a mayor escala, la de los organismos vivos.

Biología: Conjunto de ciencias que estudian los seres vivos.

Bulbo Olfatorio: Primera estación de la elaboración de los impulsos olfativos, localizado entre el centro de la cima de las cavidades nasales y la base del cráneo.

Célula Epitelial: Célula que forma el tejido epitelial, realizando funciones de revestimiento de las superficies corpóreas (piel y mucosas), de secreción (glándulas), de transporte y de absorción (mucosas intestinales).

Célula Eucariota: Del griego eu- (bueno) – karyon (núcleo). Se indican con éste término las células mejor evolucionadas (como las que constituyen el cuerpo humano), cuya mayor peculiaridad es la de presentar su proprio material genético (ADN) encerrado en un núcleo, que lo separa del ambiente intracelular que lo rodea (citoplasma).

Célula Nerviosa (o neurona): Componente fundamental del tejido nervioso, cuya característica es la de transportar informaciones (como la percepción del dolor o como el impulso de una contracción muscular) en forma de señales eléctricas.

Célula Procariota: Del griego pro- (antes) – karyon (núcleo). Se indican con tal término aquellas células "primitivas" (como las bacterias) cuya principal característica es aquella de tener su propio material genético (ADN) no encerrado en su propia área (núcleo).

Ciclooxigenasa-1: Enzima que acelera la síntesis de las prostaglandinas.

Coagulación Sanguínea: Resultado de una serie de reacciones bioquímicas de la sangre que culminan con la formación de un coágulo (evento fisiológico necesario para la reparación de las heridas y el cese del sangrado) o de un trombo (evento patológico a nivel intravascular con resultados potencialmente mortales).

Coronavirus: Familia de virus con ARN, cuyo nombre deriva de las minúsculas espinas en la superficie de la cápside (proteínas S), que su conjunto recuerdan, vistas al microscopio electrónico, una corona real.

Constricción bronquial, broncoconstricción o broncoespasmo: Reducción del calibre de los bronquios debido a una contracción anómala de los músculos lisos que rodea la pared bronquial. Esta restricción de los bronquios provoca graves dificultades respiratorias a causa de un reducido flujo de aire.

Dexametasona: Fármaco esteroideo (cortisónico) de síntesis, con alto poder antiinflamatorio y antialérgico.

Disgeusia: Alteración de la sensibilidad del gusto.

Editing Bacteriano: Mecanismo de las bacterias que permite la generación de errores/mutaciones en los virus bacteriófagos. El CRISPR es un mecanismo de editing.

Embolia: Obstrucción de una arteria o de una vena, causada por un cuerpo extraño del normal flujo sanguíneo, denominado émbolo y que puede ser un coágulo de sangre (tromboembolia), una burbuja de aire u otro gas, tejidos grasosos, etc.

Endoesqueleto: Estructura rígida de sostén, interna (del griego end-: dentro) de un organismo. El aparato esquelético humano es un ejemplo de endoesqueleto. El término se usa en modo impropio en las imágenes del testo, exclusivamente para dar la idea de un nuevo fenómeno observado en el SARS-CoV-2.

Enzima: Sustancia de naturaleza proteica capaz de acelerar una reacción química específica sin degradarse. Por ejemplo la acetilcolinesterasa, acelera la separación de la acetilcolina del receptor al cual está ligada, fenómeno que de otro modo ocurriría muy lentamente, con obvias consecuencias funcionales y por consiguiente clínicas.

Epidemiología: Parte de la medicina que estudia la frecuencia con las cual las enfermedades se manifiestan en la población y los factores que la favorecen o la obstaculizan.

Fármaco antihipertensivo: Medicamento capaz de reducir la presión arterial.

Flora intestinal: Conjunto de bacterias que colonizan el intestino y que cumplen diferentes funciones, entre las cuales aquella de mantener un equilibrio entre las diferentes especies bacterianas que la componen y evitar que aquellas potencialmente dañosas predominen, provocando una condición patológica.

Genoma: Totalidad de la información genética- ADN (o en algunos virus, ARN) -contenido en una célula u organismo.

Hiposmia: Reducción de la sensibilidad olfativa.

Metabolismo: Conjunto de reacciones químicas que mantienen la función vital en el interior de las células y de los seres vivos. Estas reacciones catalizadas, o sea aceleradas, por enzimas permiten a los organismos crecer y reproducirse, mantener sus propias estructuras y responder a los estímulos del medio ambiente.

Microbiología: Parte de la biología que estudia los microorganismos, es decir los seres vivos con dimensiones inferiores al milímetro (eucariotas, procariotas y virus), cuya observación requiere el uso del microscopio electrónico.

Neurotoxina: Toxina que actúa sobre las células del sistema nervioso.

Neurotransmisor: Sustancia que permite la transmisión del impulso eléctrico nervioso (y con ella la información que conlleva) da una neurona a otra.

Nucleótido: Compuesto orgánico que constituye la unidad de base de los ácidos nucleicos (ADN o ARN).

Plaqueta: Partículas de la sangre (no es una célula, sino un fragmento celular) que participa al proceso de coagulación de la sangre a través de la agregación de más plaquetas (agregación plaquetaria).

Plásmido: Pequeño filamento celular de ADN presente en el interior de las bacterias, que permite el desarrollo de varias funciones no esenciales, pero que dona a la célula propiedades especiales, a veces únicas. Los plásmidos son capaces de desplazarse entre las células.

Probiótico: Grupo de microorganismos presentes en la normal flora bacteriana intestinal y de cepas bacterianas derivadas de la fermentación láctea (como el Lactobacillus acidophilus) con un potencial efecto protectivo para el organismo huésped (hombre y otros mamíferos) debido a la protección hacia otras bacterias patógenas con mecanismo de competición.

Prostaglandina: Molécula que media muchos procesos bioquímicos, entre ellos la inflamación, la sensibilidad al dolor, la fiebre, etc.

Proteína: Macromolécula biológica constituída por cadenas de aminoácidos.

Receptores Colinérgicos (nicotínicos y muscarínicos): receptores (proteínas con "funciones de cerradura") posicionados sobre las membranas celulares, a varios niveles, a los cuales se ligan moléculas o pequeñas proteínas (llamadas ligantes, proteínas con "función de llave", como la acetilcolina), de modo de permitir la perpetración de la señal nerviosa. La sigla del receptor nicotínico es (N) y el muscarínico es (M1, M2, M3, etc.).

SARS-CoV-2: Virus perteneciente a la familia de los Beta-Coronavirus, responsable del síndrome de estrés respiratorio agudo.

SEM: Microscopio electrónico de barrido. Utiliza un haz de luz como fuente de emisión. Da una imagen de tipo 3D. Su poder de observación llega hasta el nanómetro.

Síntesis proteica: Proceso bioquímico a través del cual la información genética contenida en el ADN se convierte en proteínas las cuales desempeñan una amplia gama de funciones en la célula.

Síntoma: Descripción subjetiva, descrita por el paciente, de una alterada percepción de su estado de salud normal. Se diferencia del signo, definido cómo la señal objetiva de una alteración del normal estado de salud. Por ejemplo, en el caso de una herida, el dolor representa el síntoma, el sangrado representa un signo.

SNA (sistema nervioso autónomo): Parte del sistema nervioso que regula las funciones vegetativas, o sea aquellos fenómenos fuera del control de la voluntad, como el latido del corazón, por ejemplo. Se divide en simpático y parasimpático, a menudo con efectos contrarios. Por ejemplo, a nivel de las pupilas, el sistema simpático determina la dilatación (midriasis) mientras que el parasimpático la restricción (miosis).

SNC (sistema nervioso central): Parte del sistema nervioso constituido por el cerebro, incorporado en su caja craneana, y por la médula espinal, incorporada en el canal vertebral.

SNP (sistema nervioso periferico): Parte del sistema nervioso constituido por haces de fibras nerviosas que conectan el sistema nervioso central a los diferentes órganos (corazón, músculos, órganos de los sentidos, glándulas, etc.).

Espectrometría de masa: Técnica que utiliza los campos magnéticos con la finalidad de identificar sustancias y compuestos, separándolos en función de la relación masa/carga. Se define como una técnica analítica y se usa en combinación con técnicas de separación, como la cromatografía en fase líquida (HPLC). Separa la mezcla de iones (átomos o grupos de átomos cargados) en función de su relación masa/carga generalmente a través de los campos magnéticos estáticos u oscilantes.

TEM: Microscopio electrónico a transmisión. Utiliza un haz de electrones al vacío que atraviesa la muestra que se analiza. Su poder de visualización está en el orden de los nanómetros.

Toxina: Sustancia biológica (por lo general una proteína compuesta por un número relativamente bajo de aminoácidos-oligopéptidos-) producida por microbios (o sea, bacterias, hongos), vegetales (llamadas fitotoxinas) o animales (zootoxinas), y con efectos dañosos para los seres vivos, inclusive en pequeñas dosis. Las enfermedades infecciosas debidas a gérmenes patógenos capaces de producir toxinas y que se manifiestan con grave malestar general en todo el organismo con prevalencia de síntomas tóxicos sobre aquellos infecciosos son denominadas "Toxicoinfecciones"

Vero Cell: Célula sintética que proviene del riñón de los monos que se utiliza en los cultivos celulares.

Virus: Organismo de dimensiones submicroscópicas y de origen no celular (a diferencia de las bacterias, que son células procarióticas), compuestos principalmente por un ácido nucleico (ADN o ARN) revestido y protegido por una envoltura protéica llamada "cápside". Algunas proteínas que forman la cápside permiten la adhesión del virus a la célula que infectará. No teniendo un sistema enzimático que les permita producir energía y sintetizar proteínas (fenómenos fundamentales para su replicación -y no solo – y por ende supervivencia), los virus deben usar los de otra célula (eucariótica, como las humanas, por ej, o procariótica, como las células bacterianas, por ej.), es decir la célula huésped infectada.

Crítica al Mundo Científico

Querido investigador, académico o no, creo que hayas entendido que no considero la opinión de los expertos tan importante al punto de que no pueda ser contradicha.

Martín Lutero formuló las 95 tesis en 1517 y esperó por bien dos años que los obispos de aquél tiempo cambiaran de parecer. Sin éxito, decidió dirigirse a la gente común y tradujo el Nuevo Testamento del latín al alemán. Así finalmente todos podían leer, y aquél conocimiento llegó al alcance todos.

Cristóbal Colón, zarpó desde Palos de la Frontera el 3 de agosto de 1492, llegando a lo que es hoy en día San Salvador el 12 de Octubre del mismo año. Enfrentó un viaje junto a muchos otros marineros y tres carabelas con la esperanza de encontrar India y no obstante los posibles motines y las varias dificultades en la navegación, después de 90 días desembarcó en tierras nuevas. Los europeos tuvieron que esperar todavía mucho tiempo antes de poder emprender las mismas rutas y poder también disfrutar de aquél descubrimiento.

No siempre las opiniones de los expertos de un sector específico, tienden a superar las dificultades que un proceso metodológico deductivo puede encontrar. El espíritu de cohesión a menudo es abrumado por la voluntad de criticar. Se necesita razonar fuera de los esquemas para enfrentar grandes desafíos como lo es una pandemia.

Querer probar sin considerar que el SARS-CoV-2 es **sobre todo un bacteriófago,** o quizás algo más, es como tratar de ver las otras 75 lunas con el mismo telescopio realizado por Galileo Galilei.

Por esto te digo: "repite mis experimentos y luego ven a buscarme, pasando por Marte, en una de las 79 lunas de Júpiter".

Agradecimientos.

Agradezco en particular al Dr. Gianluca Ciammetti, director del departamento de otorrinolaringología del hospital Veneziale de Isernia, el cual ha abrazado desde el inicio la causa de la investigación de las toxinas desconocidas.

Sin la ayuda del amigo y compañero de estudios Dr. Lauritano Francesco, co-escritor de esta obra, no habría logrado terminarla. En los momentos difíciles, encontré a un gran amigo.

Gracias infinitas al Dr. Bisaccia Domenico, amigo y compañero de estudios, además de descubridor, junto a todos nosotros, de la replicación del SARS-C0V-2 en las bacterias.

Un profundo agradecimiento al amigo Dr. Marino Giuliano, a la Marsan Consulting, y a todos sus amigos.

Con estima y afecto agradezco al Dr. Marino Francesco y al Dr. Colella Mirko; a Brogna Giancarlo, Lombardi Giovanni y Petrillo Gaetano.

Sin el apoyo de la profesora Ornella Piazza, de la Universitá degli Studi di Salerno, del departamento de anestesiología, no habría emprendido el viaje hacia lo desconocido. Ella fue la primera persona a la cual anuncié el descubrimiento de que las toxinas podían actuar sobre el sistema nervioso autónomo.

Una ayuda indispensable en la experimentación me ha sido dada por el Dr. y amigo Gennaro Iapicca y por el abogado Luigi Bergamino y sus respectivas familias.

Agradezco inmensamente al Dr. y amigo Mauro Petrillo, que más que nadie me ha ayudado en todos los experimentos.

Las fotos presentes en esta obra, de propiedad de Craniomed Group Srl.

Por último, pero no el último, un grandísimo agradecimiento al Dr. Cristoni Simone, uno de los máximos expertos de proteómica que nunca haya conocido. Sin su preciosa colaboración, nunca habríamos encontrado en el plasma y en la orina de pacientes enfermos de COVID-19 las toxinas producidas por las bacterias.

El primer y más grande agradecimiento, con mi mente, con todo mi corazón y mis fuerzas, va al Creador.

Él existe: קיים הבורא

El virus SARS-CoV-2 en todos sus aspectos. Las fotos inéditas de cómo es, de cómo se replica en las bacterias y de las toxinas que se producen. El misterio de su naturaleza y de sus extrañas peculiaridades. La increíble acción de las neurotoxinas que están matando a tantas personas. Esto y muchas otras cosas sobre los experimentos con el virus a contacto con las bacterias de nuestro organismo.

Datos Suplementarios 1

Los diagramas protéicos del espectrómetro de masa.

Las imágenes a continuación muestran algunas representaciones de los espectros de las proteínas/toxinas encontradas en el plasma, en la orina y después de los cultivos de bacterias fecales de los pacientes enfermos de COVID-19.

La espectrometría de masa es una técnica analítica utilizada para identificar sustancias desconocidas. Se usa en combinación con técnicas de separación, como la cromatografía en fase líquida (HPLC), separa la mezcla de iones (átomos o grupos de átomos con carga) en función de su relación masa/carga generalmente a través de campos magnéticos estáticos u oscilantes.

Los espectros de masa describen en gráficos/diagramas la secuencia de aminoácidos de las proteínas/toxinas encontradas.

Se pueden visualizar más detalles en el estudio *"C. Brogna and others, 'Detection of Toxin-like Peptides in Plasma and Urine Samples from COVID-19 Patients' 2020<https://doi.org/10.5281/zenodo.413934>1"*.

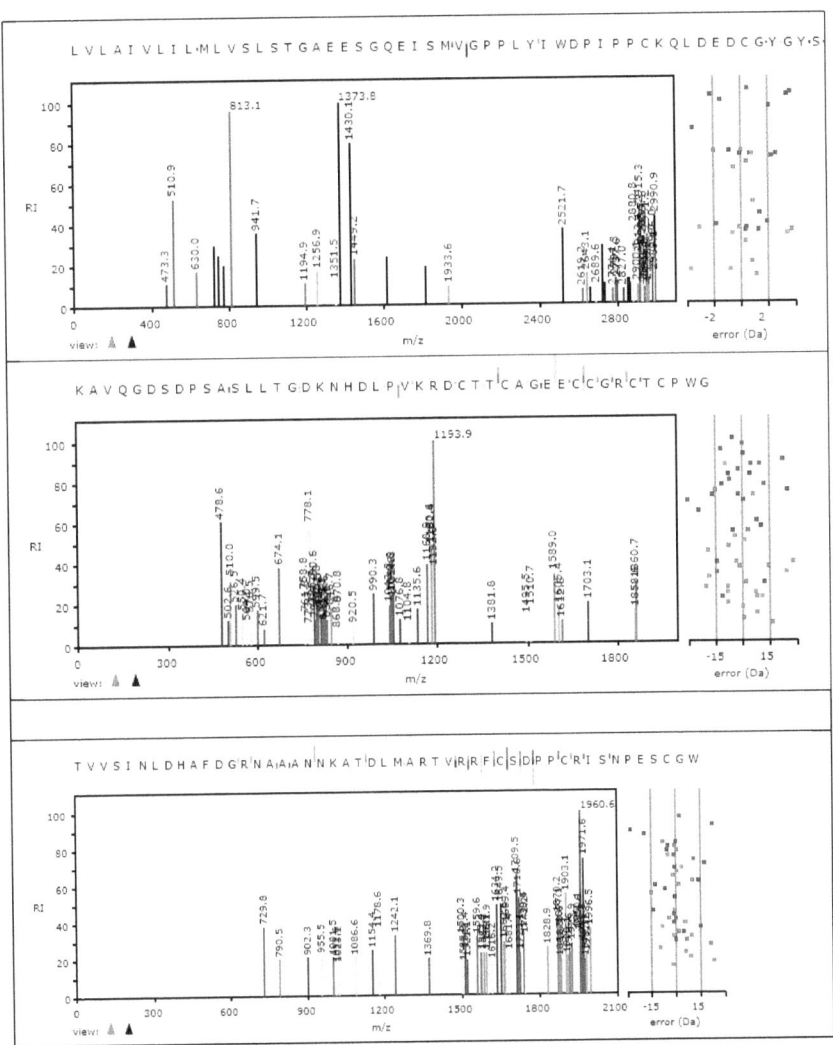

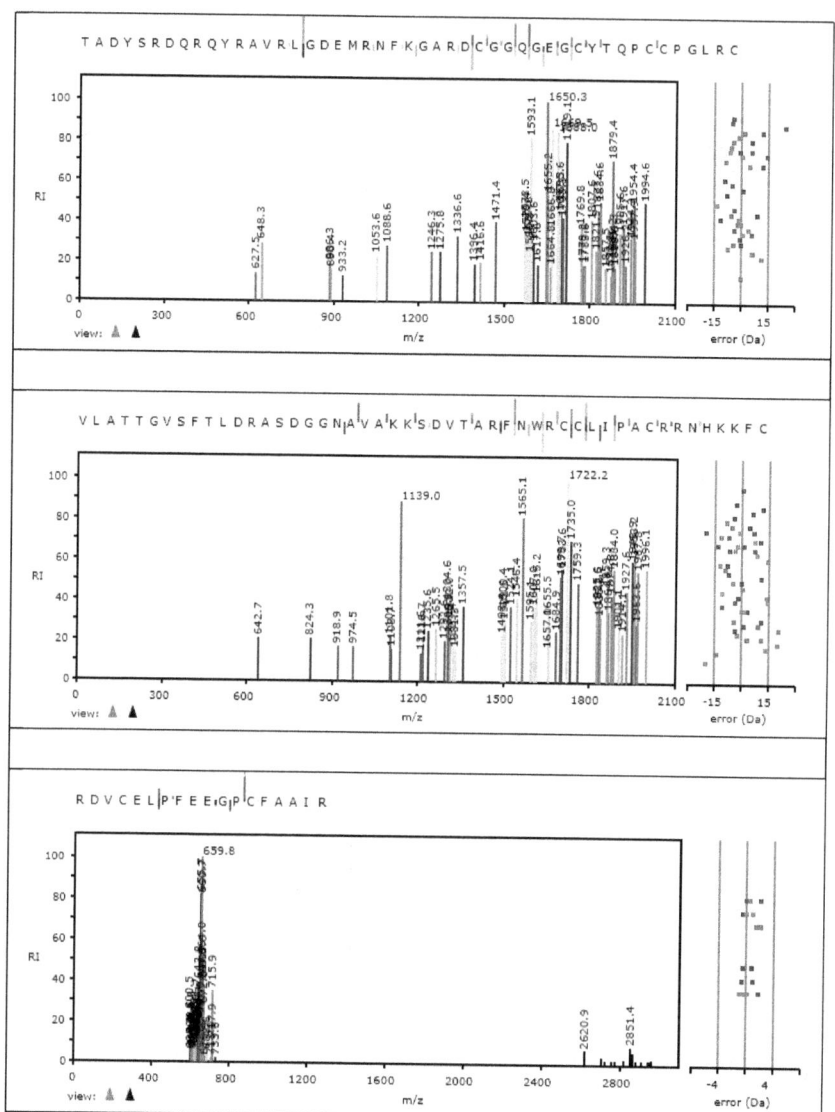

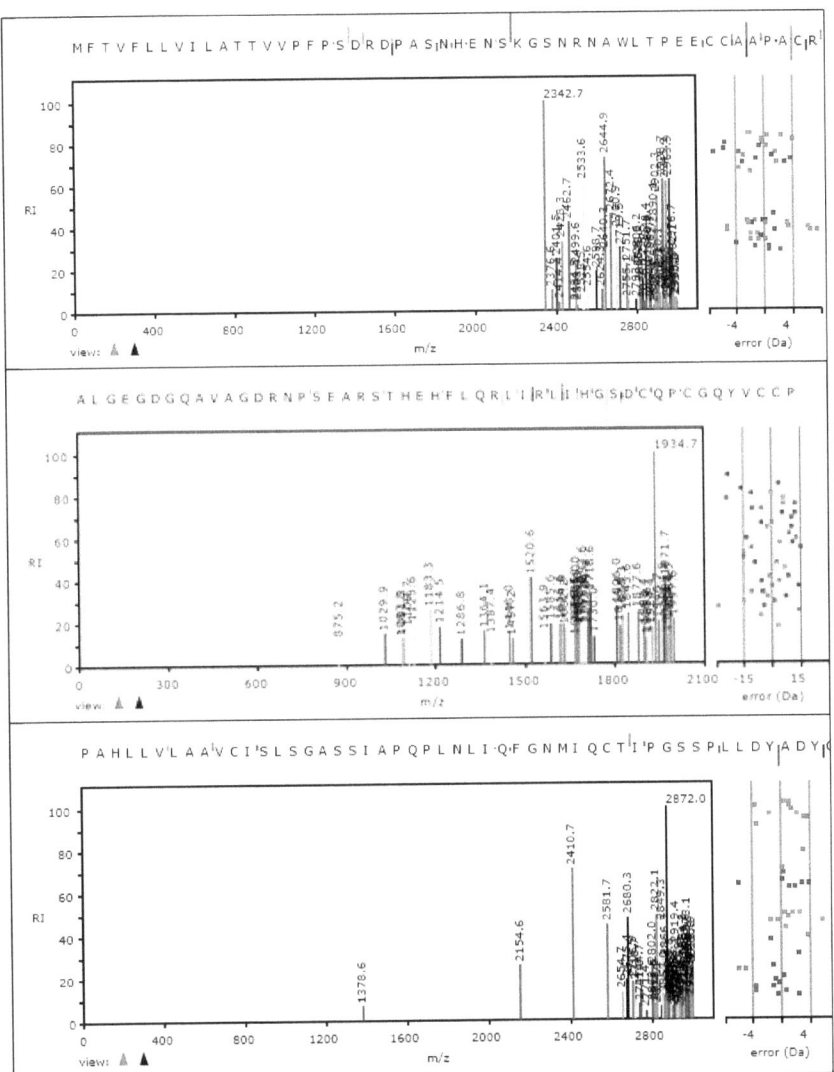

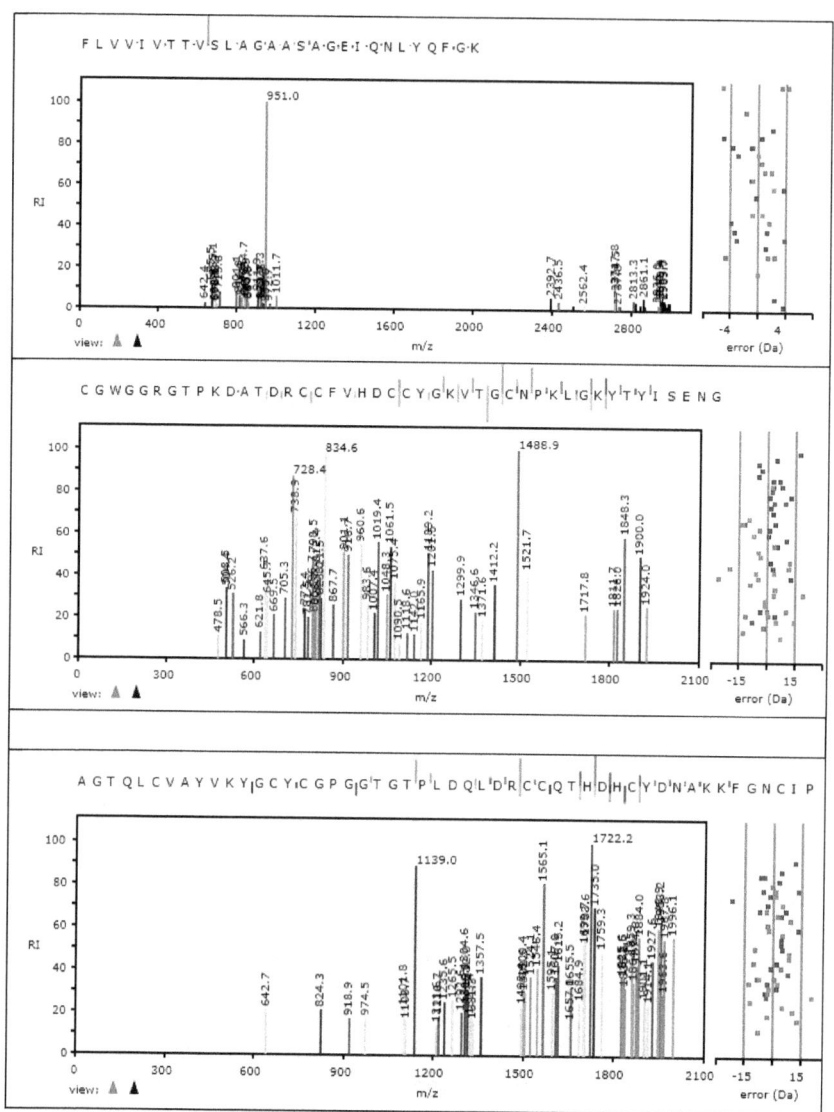

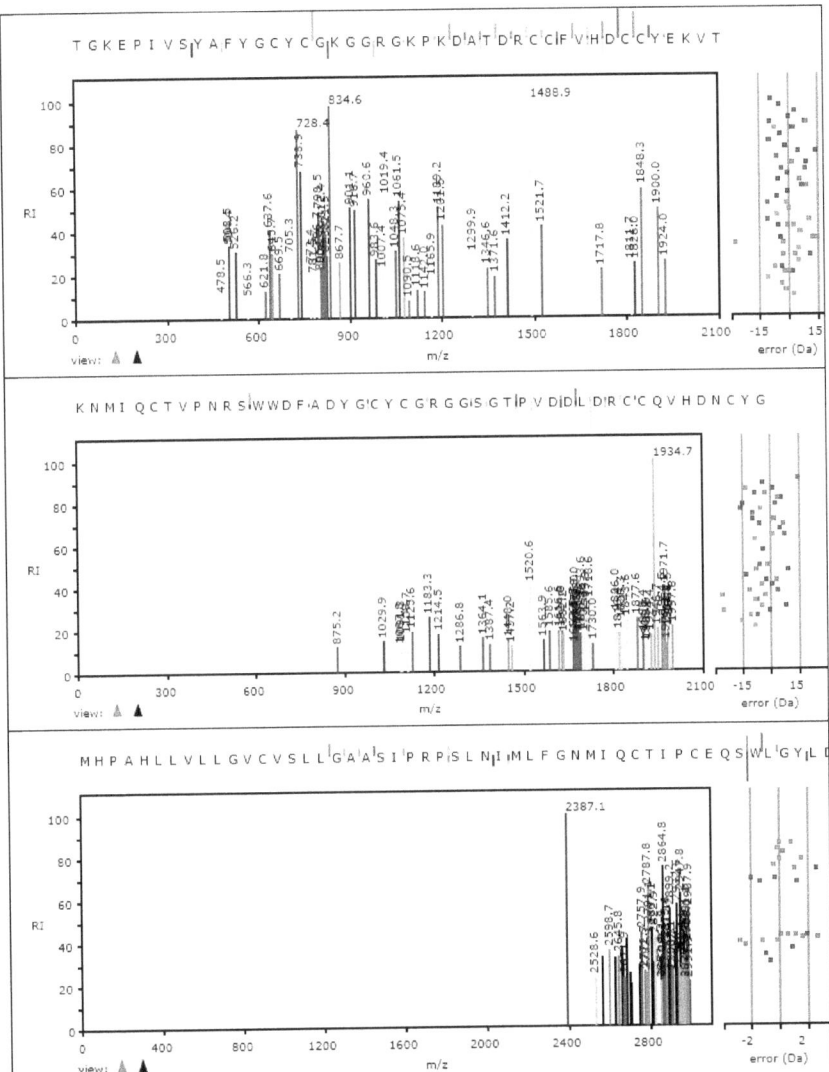

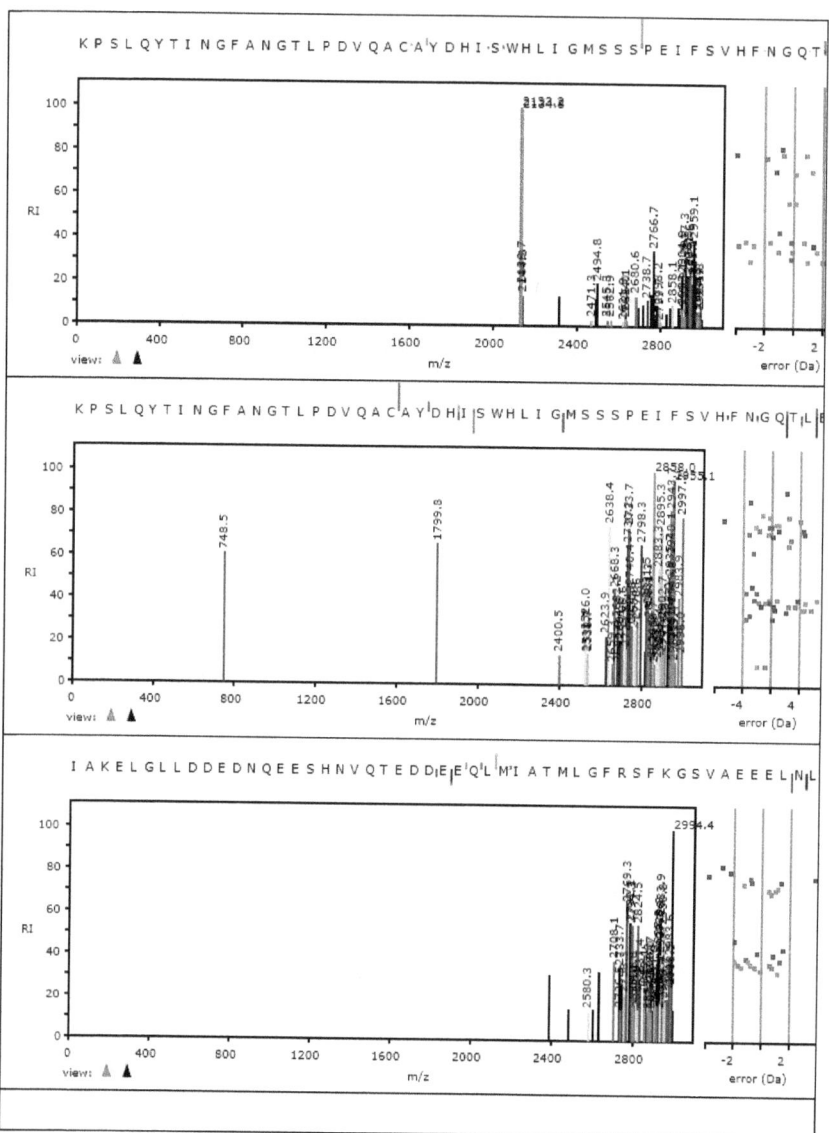

98

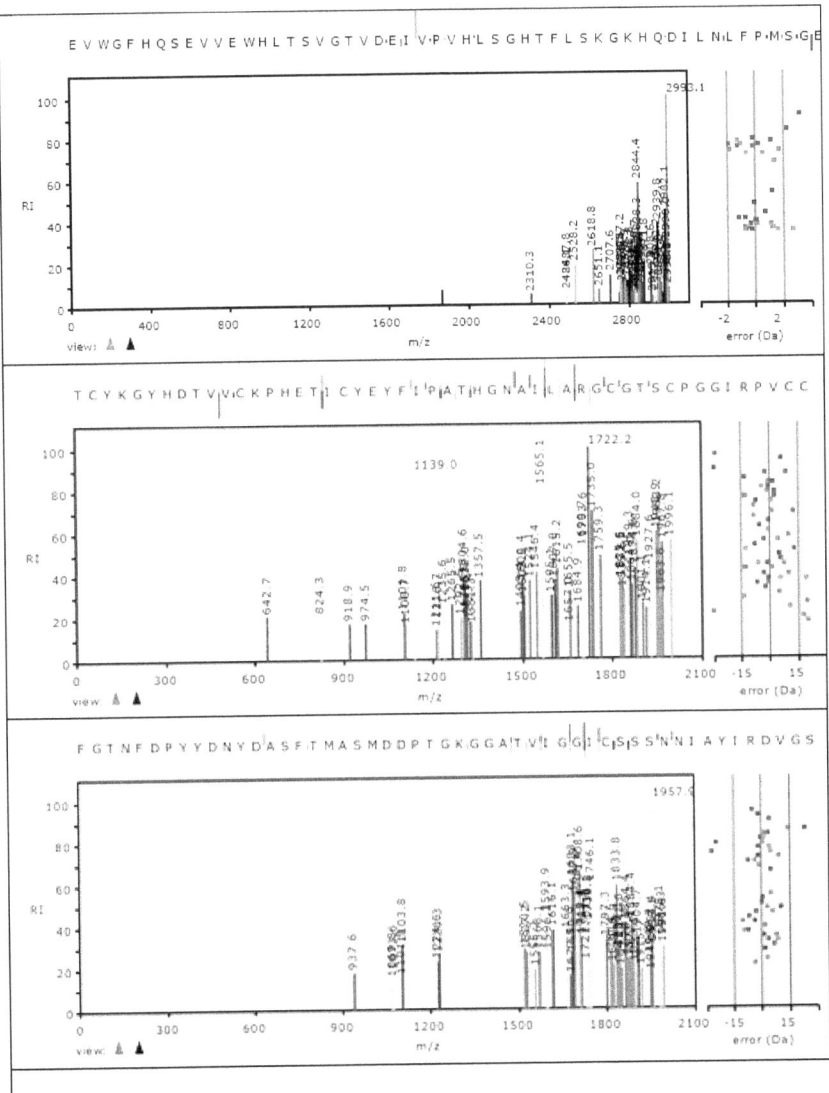

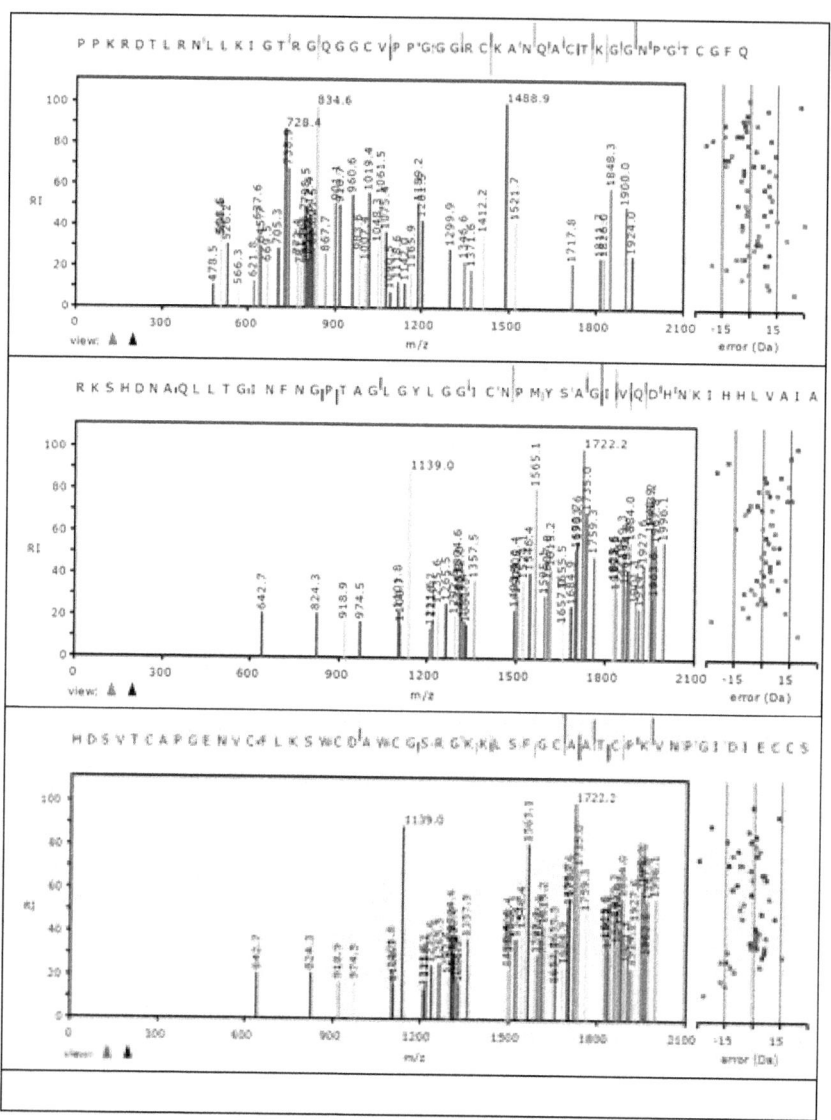

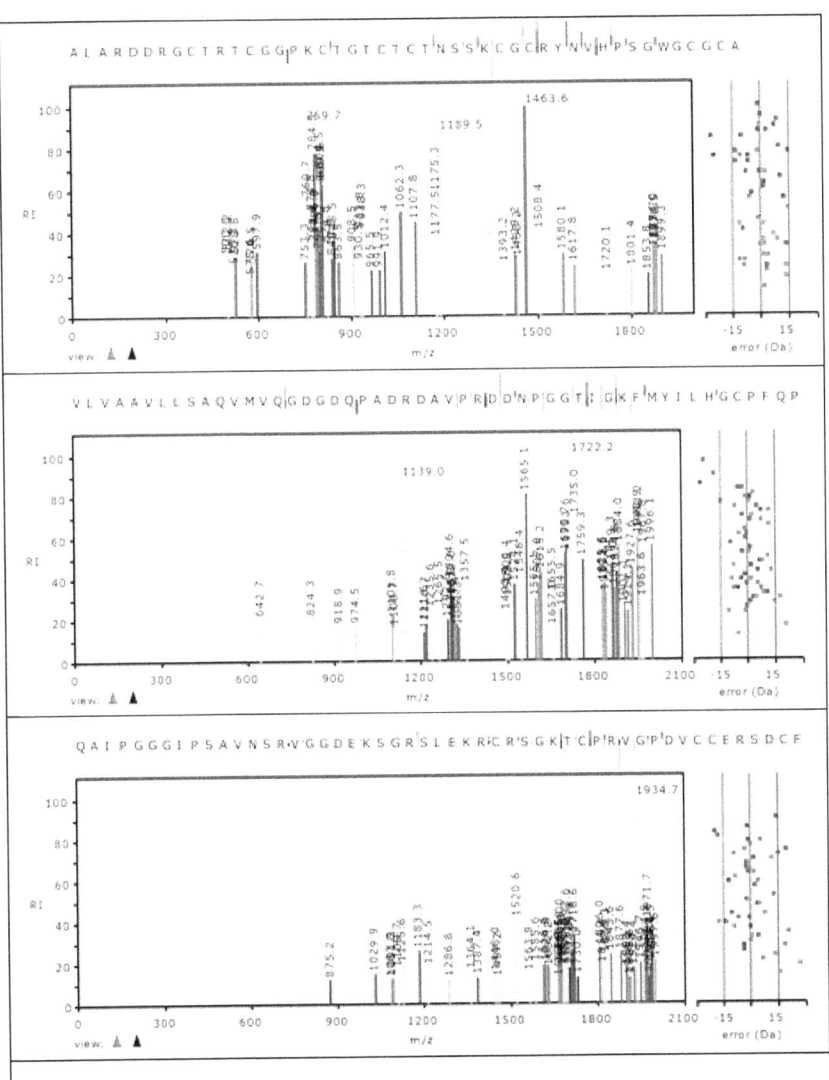

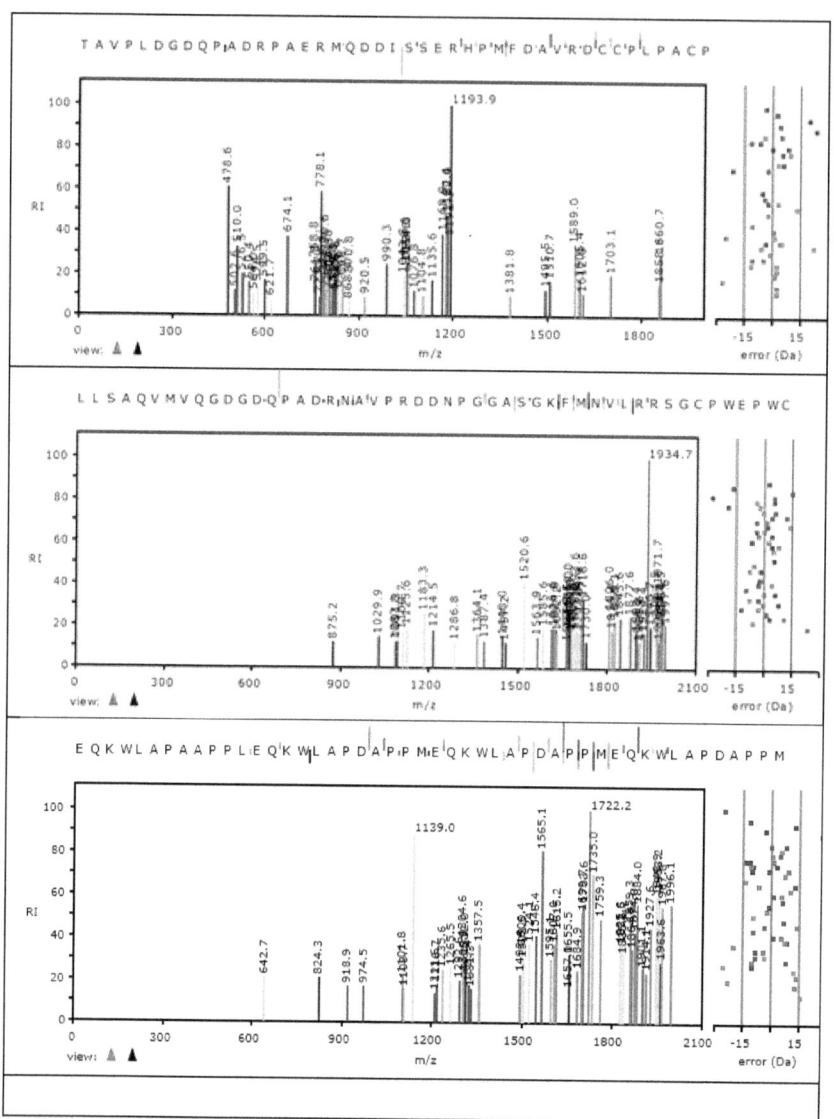

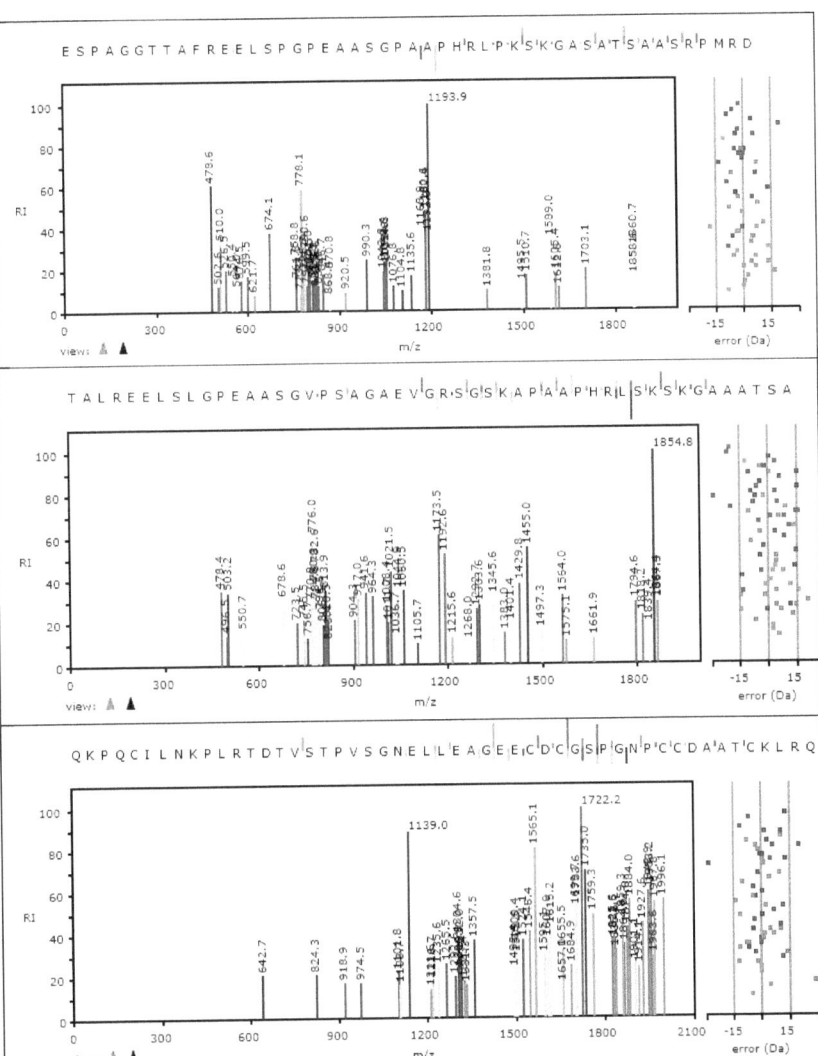

Datos Suplementarios 2

La proteína similar a la conotoxina

Las imágenes que siguen muestran en detalle, una toxina/proteína, la conotoxina/like, encontrada en un enfermo COVID-19.

La molécula está presente repetidamente en el plasma y cada vez presenta alguna variación aminoacídica.

Este evento ha sugerido la implicación bacteriana en su génesis

log(e)	log(I)	%/%	#	total	Mr	Accession
-24.7	6.49	89/100+	2	2	8.9	sp|P0C8U9|CA15_CONPL gpmDB	psyt	snap [1/0] protein peptide Alpha-conotoxin-like Pu1.5; Flags: Precursor;
-17.8	6.00	54/100+	2	2	8.7	sp|Q9BPC3|O267_CONVE gpmDB	psyt	snap [1/0] homo [1/1] protein peptide Conotoxin VnMEKL-012. Flags: Precursor;
-16.6	6.20	62/100+	2	2	6.5	sp|P58809|CTAX_CONMR gpmDB	psyt	snap [1/0] protein peptide Chi-conotoxin CMrX; Conotoxin CMrX; Conotoxin Mr1.6, Lambda-conotoxin CMrX; Flags: Precursor;
-11.1	5.82	22/49	1	1	8.5	sp|D6C4M3|CU96_CONCL gpmDB	psyt	snap [1/0] protein peptide Conotoxin Cl9.6; Flags: Precursor;
-9.1	5.57	39/76	1	1	7.9	sp|B3FIA5|CVFA_CONVR gpmDB	psyt	snap [1/0] protein peptide Conotoxin Vi15a; Vi15.1; Flags: Precursor;
-6.4	5.30	34/51	1	1	8.5	sp|Q3YEG4|O1641_CONMI gpmDB	psyt	snap [1/0] homo [1/1] protein peptide Conotoxin MiK41; Flags: Precursor;
-5.9	5.32	38/48	1	1	7.4	sp|P0C667|CT52_CONCB gpmDB	psyt	snap [1/0] protein peptide Conotoxin Ca5.2 {ECO:0000303|PubMed:17983431}; Flags: Precursor;
-5.2	6.37	78/100+	1	1	2.9	sp|P0C652|CLEA_CONCF gpmDB	psyt	snap [1/0] protein peptide Kappa-conotoxin-like as14a;
-4.9	5.61	28/40	1	1	8.3	sp|D2Y169|CU51C_CONCL gpmDB	psyt	snap [1/0] protein peptide Conotoxin Ca5a L3 {ECO:0000303|PubMed 21172372}; Contains: Conotoxin Ca5b L3 {ECO:0000303|PubMed:21172372}; Contains: Conotoxin Ca5.1 {ECO:0000303|PubMed:21172372}; Flags: Precursor;
-2.2	6.32	22/23	2	2	8.6	sp|D2Y488|VKT1A_CONCL gpmDB	psyt	snap [1/0] homo [3/3] protein peptide Kunitz-type serine protease inhibitor conotoxin Ca19.1a. Flags: Precursor;
-2.0	5.68	25/31	1	1	7.4	sp|A0A216EDL6|CM38_CONRE gpmDB	psyt	snap [1/0] protein peptide Conotoxin reg3.8 {ECO:0000303|PubMed:29283511}; Rg3.8 {ECO:0000312|EMBL:AUJ88066.1}; Flags: Precursor;
-1.9	5.43	28/49	1	1	6.9	sp|Q9BP53|CT0C5_CONVE gpmDB	psyt	snap [1/0] protein peptide Conotoxin VnMLCL-031; Flags: Precursor;

1 MKLVLAIVLILMLVSLSTGAEFSGQEISMVGPPLYIWDPIPPCKQLDEDCGYGYSCCEDL 60
61 SCQPLIEPDTMEITAIVCQIESA 83

show legend ?

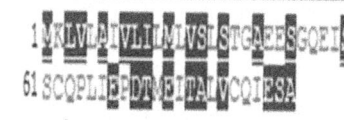
Identified Peptides

spectrum	log(e)	log(I)	m+h	delta	z	sequence	n
218.1	-6.9	5.28	8311.004	2.562	3/3	[¹² M]KLVLAIVLILMLVSLSTGAA EESGQEISMV GPPLYIWDPI PPCKQLDEDC GVGYSCCEDL SCQPLIEPDT MEITAL ⁷⁴vcqi	(0)
923.1	-7.3	5.21	8471.071	2.067	3/3	[¹² M]KLVLAIVLILMLVSLSTGAA EESGQEISMV GPPLYIWDPI PPCKQLDEDC GVGYSCCED. SCQPLIEPDT MEITALVC ⁷qies	(0)
921.1	-7.7	5.30	8883.266	2.802	3/3	[¹² M]KLVLAIVLILMLVSLSTGAA EESGQEISMV GPPLYIWDPI PPCKQLDEDC GVGYSCCEDL SCQPLIEPDT MEITALVCQI E ⁸¹sa]	(0)
974.1	-8.5	5.22	8495.088	-0.560	3/3	[mk³ I]LVLAIVLILM LVSLSTGAEE SGQEISMVGP PLYIWDPIPP CKQLDEDCGY GYSCCEDLSC QPLIEPDTME ITALVCQI ⁸²esa]	(0)
602.1	-5.6	5.29	8453.078	-1.762	3/3	[mk³] LVLAIVLILM LVSLSTGAEE SGQEISMVGP PLYIWDPIPP CKQLDEDCGY GYSCCEDLSC QPLIEPDTME ITALVCQI ⁸²esa]	(0)
1106.1	-11.9	5.43	8692.153	-1.260	3/3	[mk³] LVLAIVLILM LVSLSTGAEE SGQEISMVGP PLYIWDPIPP CKQLDEDCGY GYSCCEDLSC QPLIEPDTME ITALVCQIES A ⁸²]	(0)
1041.1	-8.5	5.28	8813.185	-0.167	3/3	[mk³] LVLAIVLILM LVSLSTGAEE SGQEISMVGP PLYIWDPIPP CKQLDEDCGY GYSCCEDLSC QPLIEPDTME ITALVCQIES A ⁸³]	(0)
1041.2	-8.5	5.28	8813.185	-0.167	3/3	[mk³] LVLAIVLILM LVSLSTGAEE SGQEISMVGP PLYIWDPIPP CKQLDEDCGY GYSCCEDLSC QPLIEPDTME ITALVCQIES A ⁸³]	(0)
404.1	-8.4	5.30	8696.181	1.778	3/3	[mk³] LVLAIVLILM LVSLSTGAEE SGQEISMVGP PLYIWDPIPP CKQLDEDCGY GYSCCEDLSC QPLIEPDTME ITALVCQIES A ⁸³]	(0)
296.1	-8.4	5.24	8754.205	1.790	3/3	[mk³] LVLAIVLILM LVSLSTGAEE SGQEISMVGP PLYIWDPIPP CKQLDEDCGY GYSCCEDLSC QPLIEPDTME ITALVCQIES A ⁸³]	(0)
296.2	-8.4	5.24	8754.169	1.827	3/3	[mk³] LVLAIVLILM LVSLSTGAEE SGQEISMVGP PLYIWDPIPP CKQLDEDCGY GYSCCEDLSC QPLIEPDTME ITALVCQIES A ⁸³]	(0)
296.3	-8.4	5.24	8754.169	1.827	3/3	[mk³] LVLAIVLILM LVSLSTGAEE SGQEISMVGP PLYIWDPIPP CKQLDEDCGY GYSCCEDLSC QPLIEPDTME ITALVCQIES A ⁸³]	(0)
296.4	-8.4	5.24	8754.205	1.790	3/3	[mk³] LVLAIVLILM LVSLSTGAEE SGQEISMVGP PLYIWDPIPP CKQLDEDCGY GYSCCEDLSC QPLIEPDTME ITALVCQIES A ⁸³]	(0)
296.5	-8.4	5.24	8754.205	1.790	3/3	[mk³] LVLAIVLILM LVSLSTGAEE SGQEISMVGP PLYIWDPIPP CKQLDEDCGY GYSCCEDLSC QPLIEPDTME ITALVCQIES A ⁸³]	(0)
504.1	-8.0	5.26	8797.226	3.917	3/3	[mk³] LVLAIVLILM LVSLSTGAEE SGQEISMVGP PLYIWDPIPP CKQLDEDCGY GYSCCEDLSC QPLIEPDTME ITALVCQIES A ⁸³]	(0)
504.2	-8.0	5.26	8797.226	3.917	3/3	[mk³] LVLAIVLILM LVSLSTGAEE SGQEISMVGP PLYIWDPIPP CKQLDEDCGY GYSCCEDLSC QPLIEPDTME ITALVCQIES A ⁸³]	(0)

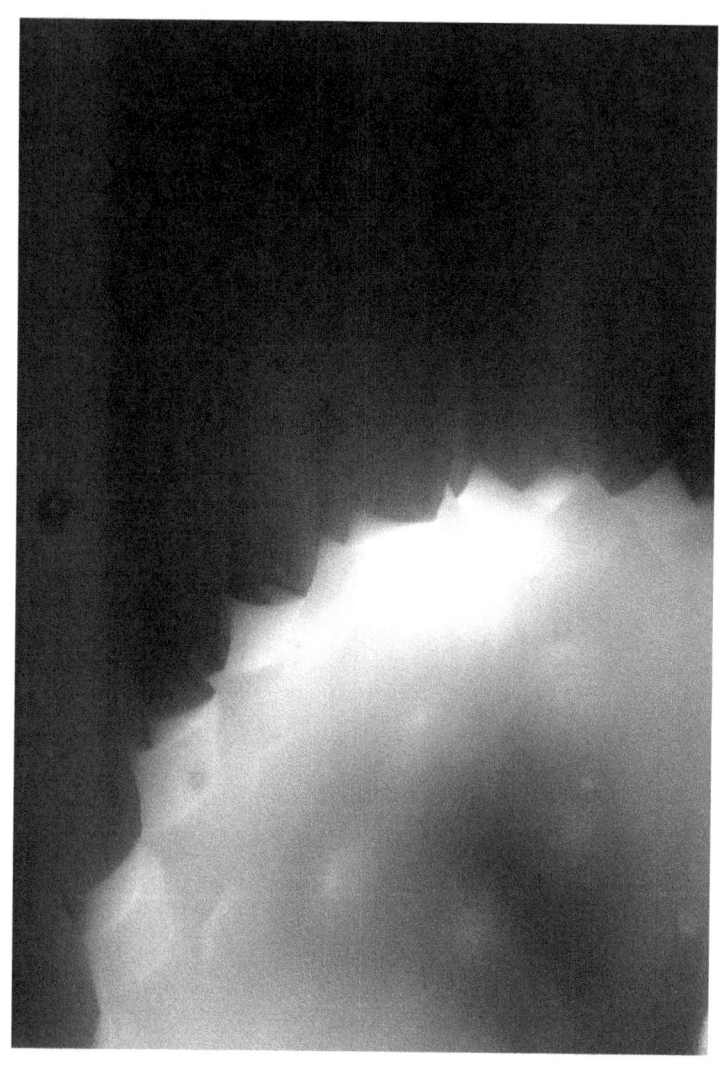

DR. C. BROGNA- CRANIOMED GROUP SRL. ALL RIGHTS RESERVED.
DR. C. BROGNA- CRANIOMED GROUP SRL. TUTTI I DIRITTI RISERVATI.
DEPOSITED ON PATAMU COD 144000

www.ingramcontent.com/pod-product-compliance
Lightning Source LLC
Chambersburg PA
CBHW070244220526
45465CB00004B/1516